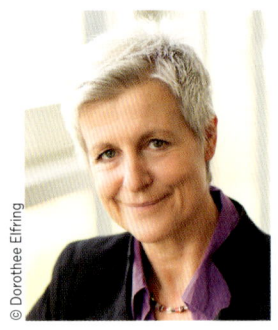

SILVIA BÜRKLE widmet sich mit großer Leidenschaft ihrer Arbeit und hat die Gabe, als Ernährungsexpertin komplexe Zusammenhänge leicht verständlich, unterhaltsam und ergänzt um viele praktische Beispiele zu vermitteln.

Sie ist Diplom-Ingenieurin für Ernährungstechnik mit Schwerpunkt Diätetik. Gemeinsam mit dem Ernährungsmediziner Dr. med. Wolf Funfack entwickelte sie das weltweit bekannte Stoffwechselprogramm Metabolic Balance®. Sie war viele Jahre in derProduktentwicklung und Qualitätssicherung in der Lebensmittelindustrie tätig.

Heute begeistert sie als Dozentin Ernährungsberater in der Ausbildung und wird regelmäßig als Referentin in Heilpraktiker- und allgemeinbildenden Schulen angefragt. Sie ist Autorin mehrerer erfolgreicher Bücher rund um das Thema gesunde Ernährung. Bei Königsfurt-Urania erschienen bereits zahlreiche Titel zur gesunden Ernährung, vor allem zum Thema »**Heimliche Entzündungen**« sowie »**Sanfte Hilfe für die Gelenke**«. Silvia Bürkle lebt mit ihrer Familie in der Nähe von Ulm.

Silvia Bürkle

LEBER GESUND

Mit der richtigen Ernährung entgiften und heilen

KÖNIGSFURT–URANIA

Bibliographische Information der Deutschen Nationalbibliothek

Die Deutsche Nationalbibliothek verzeichnet diese Publikation in der Deutschen Nationalbibliographie; detaillierte bibliographische Daten sind im Internet über http://dnb.d-nb.de abrufbar.

Die Texte und Abbildungen in diesem Buch sind urheberrechtlich geschützt. Kein Teil dieses Buchs darf ohne schriftliche Genehmigung durch den Verlag reproduziert oder in irgendeiner Weise weiterverwendet werden; das gilt besonders auch für eine Verwendung im Internet. Ausgenommen sind kurze Zitate oder kleine Buchausschnitte innerhalb von Besprechungen dieses Buchs.

Sollte diese Publikation Links zu Webseiten Dritter enthalten, so übernehmen wir für die Inhalte keine Haftung, da wir uns diese nicht zu eigen machen, sondern lediglich auf deren Stand zum Zeitpunkt der Erstveröffentlichung verweisen.

Originalausgabe
Krummwisch bei Kiel 2020

© 2020 by Königsfurt-Urania Verlag GmbH
D-24796 Krummwisch
www.koenigsfurt-urania.com   www.bewusst-und-gesund-leben.de

Umschlaggestaltung: grafikdesign hansen – Jan-Dirk Hansen, München,
unter Verwendung von Motiven von Adobe Stock: ©marylooo (U1); ©Dariia Belkina, sarsmis, mizina (U4)

Abbildungen: Alle Bilder von Adobe Stock: Seite 5 ©Maksim Shebeko; Seite 7 ©get4net; Seite 10 ©rainbow33; Seite 13 ©Crystal light; Seite 14 ©Olga; Seite 19 ©Henrik Dolle; Seite 23 ©Africa Studio; Seite 28 ©Wavebreak-MediaMicro; Seite 33 ©cook_inspire; Seite 38 ©Printemps; Seite 47 ©M.studio; Seite 50 ©Alexander Raths; Seite 55 ©anaumenko; Seite 59 ©Voyagerix; Seite 61 ag visuell; Seite 62 ©Svyatoslav Lypynskyy; Seite 67 ©julia-sudnitskaya; Seite 69 ©julie208; Seite 71 ©Dariia Belkina; Seite 73 Wellnhofer Designs; Seite 74 ©Pixel-Shot; Seite 77 ©artemiykas; Seite 79 ©rh2010; Seite 82 ©fizkes; Seite 85 ©Antonioguillem; Seite 90-91: Mariendistel ©Ruckszio, Rosenkohl ©Hans und Christa Ede, Zitrone ©Thomas von Stetten, Rote Bete ©unpict, Artischocke ©Xavier, Chilischote ©Rynio Productions, Kurkuma ©Björn Wylezich, Grapefruit ©tunedin, Apfel und Apfelessig ©mizina, Löwenzahn ©Ruckszio, Grüner Tee ©sp4764, Kaffee ©by-studio, Avocado ©Julia, Hintergrund ©Titus Group; Seite 92-93 DragonImages; Seite 95 ©fahrwasser; Seite 97 ©Africa Studio; Seite 98 ©tashka2000; Seite 101 ©3nzo; Seite 103 ©annapustynnikova; Seite 105 ©sonyakamoz; Seite 106 ©nesavinov; Seite 108 ©Dariia Belkina; Seite 111 ©annapustynnikova; Seite 115 ©sarsmis; Seite 116 ©garry_images; Seite 122 ©white78; Seite 129 ©zi3000; Seite 130 ©anna_shepulova; Seite 132 ©dolphy_tv; Seite 134 ©wthitiworasith; Seite 136 ©mizina; Seite 138 ©zirawka

Projektleitung und Lektorat: Susanne Kirstein, München

Korrektur: Susanne Langer-Joffroy, Germering

Satz und Layout: grafikdesign hansen – Jan-Dirk Hansen, München

Druck und Bindung: Finidr s.r.o.

Printed in EU
ISBN 978-3-86826-185-1

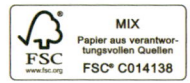

⭐ **DAS STERNCHENSYMBOL**

HINWEIS: Das Sternchen ⭐ hinter den Rezeptzutaten ab Seite 66ff. kennzeichnet die Lebensmittel mit einer besonderen Wirkung für die Lebergesundheit. Auf den Seiten 90 und 91 finden Sie die Top 13 der Leber-stärkenden Lebensmittel auf einen Blick.

INHALT

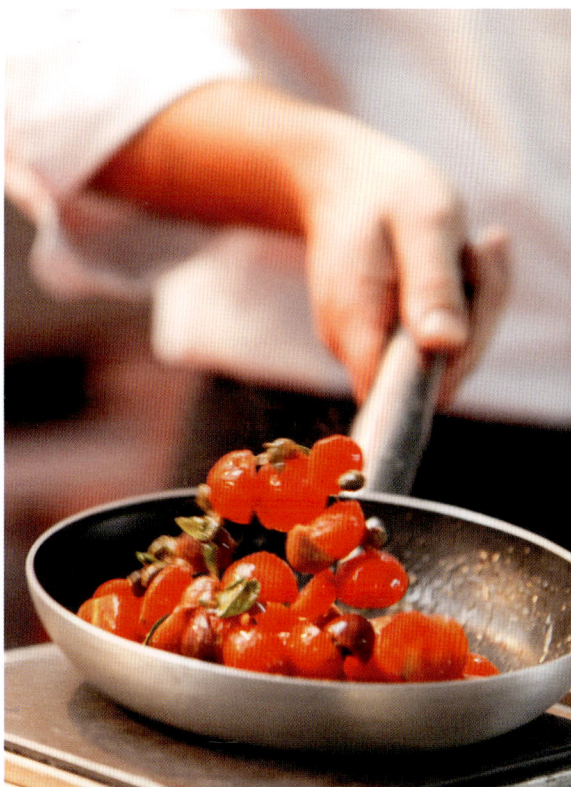

ENTGIFTUNGSZENTRALE LEBER IN NOT

Die Leber ist eines der wichtigsten Stoffwechselorgane unseres Körpers, doch sie bekommt selten die Aufmerksamkeit, die ihr angesichts ihrer vielfältigen Aufgaben eigentlich zustehen würde. Dagegen nimmt die Zahl der Menschen mit einer Fettleber stetig zu – mit schwerwiegenden Folgen für die Gesundheit.

Ohne die Leber könnten wir nur wenige Stunden überleben. Sie ist das größte und vielseitigste Organ im Stoffwechsel. So ist es auch unerlässlich, dass die Leber einwandfrei funktioniert und wir sorgsam mit ihr umgehen.

Die Leber ist nicht nur eine Schaltstelle für den Stoffwechsel, sondern auch Kläranlage und Entgiftungszentrale für den Organismus. Durch sie strömen täglich mindestens 2000 Liter Blut. Im Blut werden alle Stoffe, die wir über das Essen und über die Umgebungsluft aufnehmen, transportiert, d. h. sowohl die lebensnotwendigen Nährstoffe, als auch Alkohol, Medikamente, Schadstoffe und natürlich auch ein Zuviel an Zucker oder Fett, mit dem sich die Stoffwechselzentrale Leber arrangieren muss. Mit diesem »Angebot« wird ihr jeden Tag eine Höchstleistung abverlangt, denn sie muss Schad- und Giftstoffe unschädlich machen, ausleiten und darüber hinaus auch noch allen anderen lebenserhaltenden Aufgaben gerecht werden.

Vielleicht ist sie deshalb mit einer besonderen Eigenschaft ausgestattet wie kein anderes Organ: Sie kann sich nämlich bis zu einem gewissen Grad regenerieren und heilen, und wir können und sollten sie dabei tatkräftig unterstützen.

Deutschland ist Leber-krank

Rund 5 Millionen Menschen in Deutschland leiden an einer kranken Leber. So ist eine der häufigsten Erkrankungen, neben der Leberentzündung, die Fettleber. Dabei ist Alkohol schon längst nicht mehr die Ursache Nummer 1. Zahlreiche weitere Faktoren wie z. B. Viren, genetische Defekte oder Krebserkrankungen können ebenso für die Entstehung einer Fettleber verantwortlich sein.

Wissenschaftler gehen heute sogar noch einen Schritt weiter. Sie sehen in unserem heutigen Ernährungs- und Lebensstil – zu viel Fett, zu viel Zucker, zu wenig Bewegung und das damit häufig verbundene Übergewicht – zusätzliche Auslöser für die Erkrankung der Leber.

Das muss jedoch nicht sein! Eine ausgewogene, in weiten Teilen basische Ernährung mit einem hohen Anteil an Gemüse, Kräutern und Vollkornprodukten, die reich an Bitterstoffen und Ballast-

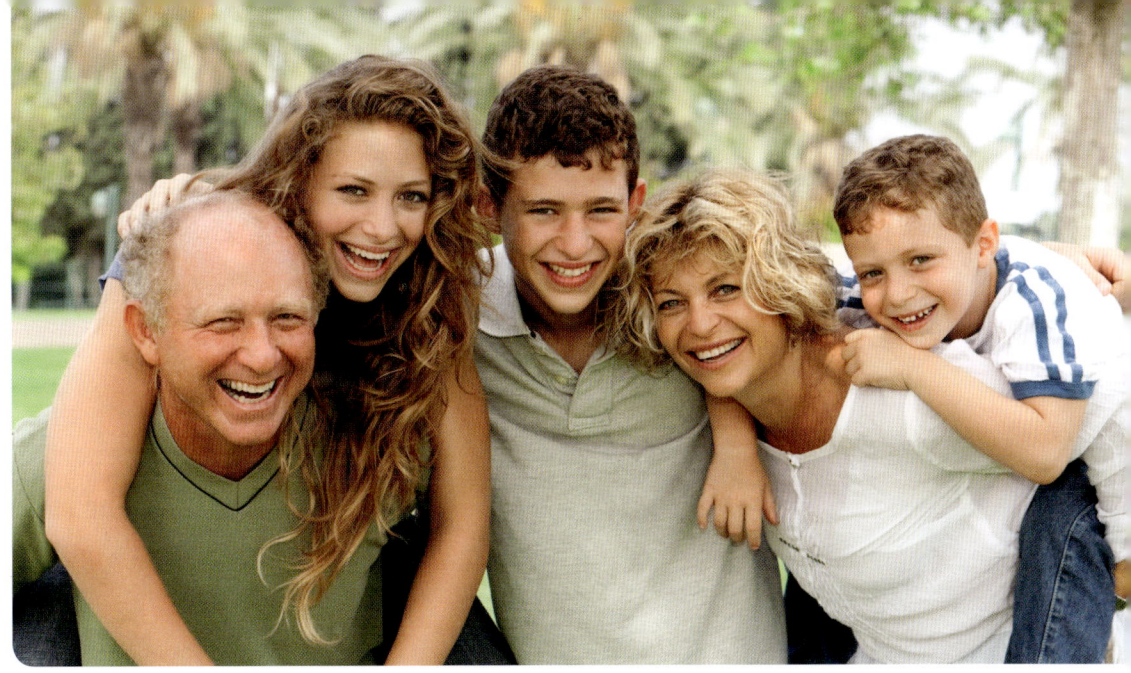

Leberschwäche ist kein Schicksal, sondern eine Chance, durch eine Ernährungsumstellung wieder zur Lebensenergie zurückzufinden.

stoffen ist und dabei weitgehend auf Fertigprodukte verzichtet, entlastet erwiesenermaßen die Leber. So kann sie bis ins hohe Alter gesund und leistungsfähig bleiben.

Wenn emotionale Probleme die Leber belasten

Neben der Ernährung und dem Alkoholkonsum spielen auch emotionale Belastungen eine entscheidende Rolle in Sachen Lebergesundheit. Nicht umsonst kennt der Volksmund die Sprüche »Ist dir eine Laus über die Leber gelaufen?« oder »Mir läuft die Galle über!«. Eine durch emotionale Belastung verursachte Leberschwächung drückt sich häufig in Form von Erschöpfung und Müdigkeit aus.

Leben Sie Leber-gesund!

Mit diesem Buch bekommen Sie einen fundierten und praxisbezogenen Ratgeber rund um die Leber-gesundheit. Er gibt einen Überblick über die vielfältigen Aufgaben der Leber, erläutert, was die Leber belastet und welche Folgen eine Leberschwäche oder -erkrankung mit sich bringen. Erfahren Sie, was Sie selbst aktiv tun können, um eine gesunde Leber leistungsfähig zu erhalten und um eine Fettleber zu vermeiden.

Mit meinem 14-tägigen Leber-Darm-Reinigungsprogramm können Sie sanft und einfach Ihre Leber entgiften. Die schmackhaften und abwechslungsreichen Rezepte und leicht umsetzbaren Tipps für eine lebergesunde Ernährung und Lebensstilumstellung sollen Sie dabei unterstützen.

Bleiben Sie Lebe(R) gesund!
Ihre

Silvia Bürkle

LEBERWISSEN KOMPAKT

Sie wiegt rund 1500 Gramm und ist nach der Haut das zweitgrößte Organ in unserem Körper – die Leber. Sie nimmt eine zentrale Rolle bei der Verdauung ein und entgiftet das Blut. Drei Milliarden Leberzellen sorgen für den Abbau körpereigener und -fremder Substanzen.

Sie leistet Schwerstarbeit beim Verdauen und Entgiften. Einseitiges Essen und ein stressiges Leben mit zu wenig Bewegung schaden ihr am meisten. Zunächst aber ein paar anatomische Fakten zur Stoffwechselzentrale.

Lage, Aufbau und Versorgung der Leber

Die Leber liegt im rechten Oberbauch umgeben von Magen, Darm, Zwerchfell und Bauchspeicheldrüse. Alles, was wir über den Mund aufnehmen (Lebensmittel, Getränke, Medikamente etc.) gelangt über den Verdauungsapparat schließlich ins Blut. Dieses nährstoffreiche Blut fließt über eine große Ader – die Pfortader – in die Leber. Dort wird es entsprechend aufbereitet, d. h. gefiltert und gereinigt, bevor es weiter zum Herzen fließt. Über die Pumpbewegungen des Herzens wird das Blut im ganzen Körper verteilt.

Gleichzeitig münden auch Leberarterien in die Leber. Über diese wird die Leber mit sauerstofffreichem Blut aus dem Herzen versorgt.

Von Leber und Galle

Die Leber besteht aus zwei Leberlappen, an der Unterseite des rechten Leberlappens befindet sich die Gallenblase, die eng mit der Leber zusammenarbeitet. Die Leber bildet Gallenflüssigkeit, die in der Gallenblase gesammelt wird. Wenn nach einer fettreichen Mahlzeit Gallensaft gebraucht wird, wird er in den Darm abgegeben, wo das Fett verdaut wird.

Die Leberlappen setzen sich zusammen aus einer Vielzahl von Leberepithelzellen, den Hepatozyten, die mit feinen Kapillargefäßen durchsetzt sind. Diese Hepatozyten sind jede für sich Spezialisten mit unterschiedlichen Fähigkeiten. Nur so ist es möglich, dass ein Organ so viele verschiedene Aufgaben wie die Leber übernehmen kann.

Stellen Sie sich z. B. eine Baufirma vor. Dieser Dienstleister bietet die Arbeiten verschiedener Berufsgruppen an, z. B. von Elektrikern, Maurern, Gipsern, Malern, Zimmermännern usw. Je mehr Spezialisten zur Verfügung stehen, desto unterschiedlichere Kundenwünsche können erfüllt werden – alles aus einer Hand!

In der Leber sind also unterschiedliche Zellarten für die vielfältigen Aufgaben zuständig: Die Endothelzellen organisieren den Stoffaustausch, die hepatischen Sternzellen speichern Fett und Vitamin A und können die Regenerationskraft der Leber ankurbeln. Darüber hinaus gibt es sogenannte Kupffer-Zellen. An den Gefäßwänden dieser Leberkapillaren befinden sich wichtige Makrophagen (Fresszellen), die maßgeblich an der Immunabwehr beteiligt sind. Sie entziehen dem Blut schädliche Stoffwechselprodukte und Bakterien.

Aufgaben der Zentrale Leber

Kaum ein Organ leistet so vielfältige Aufgaben wie die Leber. Man könnte sie mit einer chemischen Fabrik vergleichen. Bis zu 500 verschiedene Stoffwechselvorgänge bewältigt sie täglich und steht im Mittelpunkt des menschlichen Organismus – sie ist quasi das chemische Zentrallabor des Körpers. Die Leber ist für die Verarbeitung der Nährstoffe wie Kohlenhydrate, Fette und Eiweiße verantwortlich, speichert Zucker und Vitamine, reguliert den Fettstoffwechsel und baut Schadstoffe ab. Sie produziert täglich rund 1 Liter Gallensaft, der für die Fettverdauung unverzichtbar ist. Ihre Aufgabe ist es, Immunstoffe, Gerinnungsfaktoren und Hormone zu bilden. Als Speicherorgan »lagert« sie Energie und Vitamine und stellt sie bei Bedarf kurzfristig bereit. Und weil das alles noch nicht genug ist, baut sie als Entgiftungszentrale auch die Zellgifte aus Medikamenten, Alkohol oder Stoffwechselendprodukten, wie z. B. Ammoniak und Hormone, ab.

Bei so zahlreichen und differenzierten Funktionen ist es verständlich, dass man die Leber fit halten muss. Wahrscheinlich ist das auch die Begründung dafür, warum die Leber oft als »das wichtigste

Organ« beschrieben wird. Das ist zum Teil richtig, zum Teil aber auch nur die halbe Wahrheit. Der menschliche Organismus funktioniert vielmehr in einem Zusammenspiel aller Organe, wie bei einem Orchester. Für einen harmonischen Klang bedarf es auch hier unterschiedlicher Instrumente. Im menschlichen Körper kann kein Organ – ob Herz, Lunge, Nieren oder Leber – ohne das andere überleben.

Die Leber und der Kohlenhydratstoffwechsel

Eine wichtige Funktion übernimmt die Leber bei der Regulation des Blutzuckerspiegels und Verstoffwechselung der Kohlenhydrate. Mit der Nahrung aufgenommene Kohlenhydrate werden mithilfe von Enzymen im Darm in die kleinsten Bausteine, in die drei Einfachzucker Glukose, Fruktose und Galaktose, aufgespalten. Sie gelangen in dieser Form zunächst ins Blut, dann über die Pfortader (Lebervene) zur Leber. Von hier aus wird Glukose zur Energiegewinnung im gesamten Körper verteilt. Die Leber sorgt also dafür, dass die Körperzellen kontinuierlich mit Glukose versorgt werden – auch dann, wenn wir in den Essenspausen keine Glukose über die Nahrung aufnehmen. Glukose ist der bevorzugte Energie- und Brennstoff für die meisten Gewebe und Organe.

Insulin und Glukagon halten den Blutzuckerspiegel konstant

Essen wir zu viel und bevorzugt die »falschen« Lebensmittel, kommt zu viel Glukose in die Leber. Das Überangebot an Glukose wandelt die Leber in die Speicherform Glykogen um und lagert diese für später in den Leberzellen ein. Dieser Prozess wird gesteuert durch Insulin, das Hormon, das die Bauchspeicheldrüse beim Anstieg des Blutzuckerspiegels produziert.

Gleichzeitig ist die Bauchspeicheldrüse daran beteiligt, die Zuckervorräte (Glykogen) in der Leber wieder zu mobilisieren, wenn Energie gebraucht wird und der Blutzuckerspiegel abfällt. Dafür produziert die Bauchspeicheldrüse ein weiteres Hormon, das Glukagon. Unter Einfluss von Glukagon löst die Leber Glykogen auf und baut es wieder in die schnell verfügbare Glukose um. Sie wird anschlie-

ßend ans Blut abgegeben. Damit kann die Leber den Blutzuckerspiegel weitgehend stabil halten.

Aber auch in Hungerphasen, also bei länger andauerndem Glukosemangel, reguliert die Leber. Denn sie ist in der Lage, auch aus anderen Verbindungen, wie z. B. Laktat, Glycerol oder Aminosäuren, den bevorzugten Brennstoff Glukose herzustellen. Diese Fähigkeit ist überlebensnotwendig, denn bestimmte Zellen, z. B. im Gehirn oder die roten Blutkörperchen, sind auf Glukoseenergie angewiesen. Sie können Fett oder Aminosäuren als Energiequelle nicht nutzen.

Zu viel Fruktose führt zur Fettleber

In der Leber sammeln sich außer Glukose noch weitere Zuckerbausteine, z. B. Fruktose. Auch aus diesem Zucker kann Energie gewonnen werden. Gelangt jedoch zu viel davon, z. B. in Form von Trockenobst, Süßigkeiten oder Fruktosesirup aus Fertigprodukten, in die Leber, also mehr als tatsächlich benötigt wird, muss die Leber die Fruktosebausteine zunächst in Fett umbauen und dann in den Fettspeichern ihrer Zellen unterbringen. So schafft sie Platz für weitere Neuankömmlinge, und eine Fettleber kann entstehen (siehe auch Seite 14ff.).

Die Leber und der Fettstoffwechsel

Fette aus der Nahrung, z. B. aus Fleisch, Milch, pflanzlichen Ölen oder Butter, werden im Darm mithilfe von Gallensäure in kleinere Bruchstücke aufgespalten und in sogenannte Fett-Eiweiß-Partikel (Lipo-Protein-Hüllen) verpackt. Damit ist es überhaupt erst möglich, Fette zu transportieren. Diese Fett-Eiweiß-Partikel gelangen vor allem über die Lymphe in den Blutkreislauf und schließlich zur

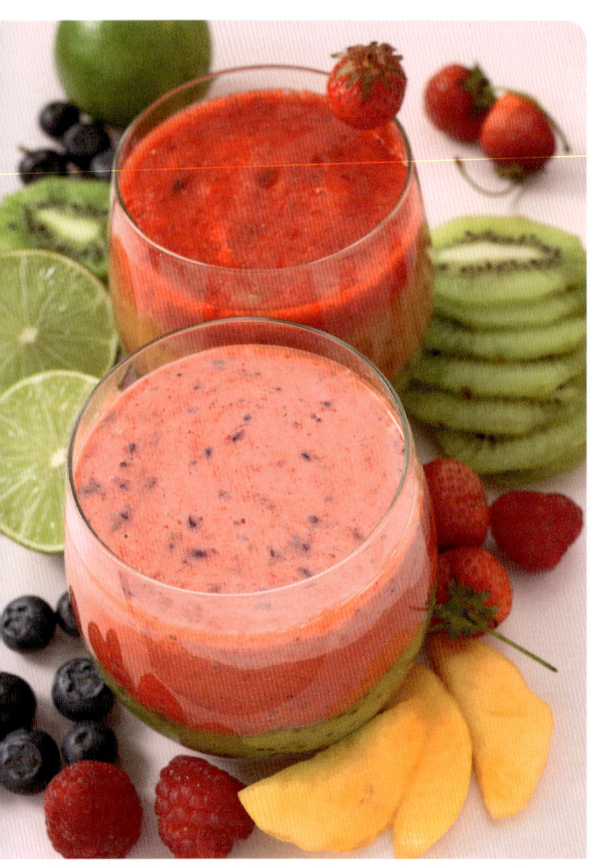

Obst und Fruchtsmoothies liefern viel Gesundes und leider auch Fruchtzucker, der die Leber belastet.

Leber. Dort werden sie in ihre einzelnen Bestandteile – Glycerin und Fettsäuren – zerlegt. Aus diesen Baustoffen kann die Leber wiederum körpereigene Fette und Cholesterin bilden, die wieder ins Blut geschleust werden. Diese Fettbestandteile sind die Energie für verschiedene Organe sowie Baumaterial für Zellwände und Hormone. Wenn zu viel Fettbestandteile da sind, werden Vorräte angelegt und für Notzeiten gespeichert. Dreh- und Angelpunkt für den gesamten Abbau und Abtransport von Fetten in und aus der Leber sind diese Transportereiweiße. Nur mithilfe dieser »Taxis« ist es möglich, lebenswichtige Fette und fettähnliche Verbindungen in alle Zellen des Körpers zu bringen.

Cholesterin

Cholesterin gilt oft als Schreckgespenst, und es geistert immer noch durch die Köpfe der Menschen, es sei Hauptverursacher für Schlaganfall oder Herzinfarkt. Das stimmt teilweise. Bei einem erhöhten Cholesterinspiegel befindet sich vor allem viel LDL-Cholesterin im Blut. Dieses kann sich im Laufe der Zeit an den Gefäßwänden ablagern, eine sogenannte Plaque bilden. Die Elastizität der Gefäßwände nimmt ab, und die Gefäße verengen sich. Es kommt zu Durchblutungsstörungen, sodass die Organe nur noch unzureichend mit Nährstoffen und Sauerstoff versorgt werden können.

Es gibt aber auch noch eine andere Seite des Cholesterins: Es ist vielmehr eine lebenswichtige, eine essenzielle Substanz. Aus ihm werden Zellmembranen aufgebaut, es ist Ausgangsstoff für Geschlechtshormone und wird für die Bildung von Vitamin D_3 benötigt. Weiterhin ist es ein Bestandteil der Gallensäuren und damit unerlässlich für eine geregelte Fettverdauung.

Da Cholesterin so viele wichtige Aufgaben im Körper hat, verlässt sich der Körper nicht darauf, dass er es über die Nahrung in ausreichender Menge bekommt. Er arbeitet autark, denn er kann Cholesterin in der Leber selbst herstellen.

Das ist eine lebenserhaltende Eigenschaft des Körpers. Wie im Märchen »Rumpelstilzchen« aus Stroh Gold gesponnen wird, so kann der Körper aus Fetten oder fettähnlichen Substanzen energieliefernde Kohlenhydrate bilden. Und auch umgekehrt – der Stoffwechsel bzw. die Leber ist in der Lage, sich neuen Situationen sehr gut anzupassen. Stehen zu viele Kohlenhydrate zur Verfügung, können sie in der Leber auch zu Fett umgebaut und dort gespeichert werden. Im Extremfall sprechen wir dann von einer »Fettleber«.

Und es gibt noch einen weiteren Stoffwechselweg in der Leber: Während einer Fastenperiode oder einer streng kohlenhydratarmen Ernährung kann die Leber sogenannte Ketonkörper aus dem Fettangebot bilden. Beim Fasten baut der Körper seine Fettreserven ab, eine No-Carb-Ernährung ist eher fettreich. Aus dem Fett werden schließlich Ketonkörper gebildet und ans Blut abgegeben – das ist lebenswichtige Energie. So ist sichergestellt, dass andere Organe, wie z. B. die Muskulatur, das Herz, die Nieren oder nach einer Phase der Anpassung auch teilweise das Gehirn, genügend Brennstoff für die lebenserhaltenden Aufgaben haben.

Die Leber und der Eiweißstoffwechsel

Der Eiweißstoffwechsel ist für den Körper von großer Wichtigkeit, da er die Grundlage für den Aufbau von Haut, Haaren, Knochen und Muskeln darstellt. Aber auch Hormone, Enzyme oder Immunzellen bestehen aus Eiweiß und werden bei Bedarf im Körper neu produziert. Daher findet in der Leber ein ständiger Auf- und Abbau von Eiweißstrukturen statt.

EIWEISSABBAU Neben Fetten und Kohlenhydraten benötigen wir auch Eiweiß aus der Nahrung, z. B. aus Hülsenfrüchten, Fisch, Fleisch oder Käse, um körpereigene Zellen und Strukturen aufzubauen und zu erhalten. Nahrungseiweiß wird im Magen-Darm-Trakt in seine kleinsten Bestandteile – die Aminosäuren – zerlegt. Sie gelangen über den Darm ins Blut.

Da unser Körper ständigen Um- und Abbauvorgängen unterworfen ist, werden auch körpereigene, eiweißhaltige Zellen, Hormone und Enzyme zu kleinsten Aminosäuren abgebaut und ans Blut abgegeben. Alle Aminosäuren sammeln sich schließlich in den sogenannten Aminosäurenpools der Leber- und Muskelzellen.

HARNSTOFF UND HARNSÄURE Werden Aminosäuren abgebaut, entsteht das schädliche Ammoniak. Es ist ein starkes Zellgift und kann Schäden in Gehirn und Nerven verursachen. Daher muss es im Körper schnellstmöglich abgebaut werden. Einen kleinen Teil scheidet die Niere über den Urin aus. Der weitaus größere Teil wird in der Leber zunächst zu unschädlichem Harnstoff und zu Harnsäure umgewandelt und erst dann über die Nieren ausgeschieden. Für den Eiweißstoffwechsel sind daher eine gesunde Leber sowie gut arbeitende Nieren von größter Bedeutung (siehe auch Abschnitt »Entgiftungshelfer Nieren« auf Seite 13).

EIWEISSAUFBAU Aus dem sogenannten Aminosäurenpool, dem Sammelbecken für kleinste Eiweißverbindungen, kann der Körper schließlich wieder neue Zellen und Strukturen aufbauen, indem einzelne Aminosäuren nach einem exakt vorgegebenen Bauplan wieder zusammengesetzt werden. Die Leber nimmt dabei eine ganz besonders wichtige Rolle ein, denn sie ist die größte Produktionsstätte für Eiweißverbindungen, wie z. B. Immunzellen, Transporterproteine für die Fettverdauung (siehe Seite 10) oder bestimmte Eiweißstoffe zur Aufrechterhaltung des Gewebedrucks.

Leber und die Verdauung

Die Leber produziert täglich zwischen 800 und 1000 Milliliter Gallenflüssigkeit, die in der Gallenblase gespeichert oder direkt in den Zwölffingerdarm transportiert wird. In diesem Darmabschnitt ist die Gallenflüssigkeit maßgeblich an der Verarbeitung von Nahrungsfetten beteiligt.

Doch warum ist die Gallenflüssigkeit für die Aufnahme von Fetten so wichtig? Nun, das liegt an der chemischen Struktur der Fette. Das Blut, die Transportflüssigkeit der Fette, besteht zu 70 Prozent aus Wasser. Da Fette aber wasserunlöslich sind und daher nur sehr schwer von unserem Verdauungssystem resorbiert werden können, brauchen wir eine Art Emulgator, der Fett- und Wasserlösliches miteinander verbindet.

Jetzt kommt die Gallenflüssigkeit ins Spiel: Sie sorgt dafür, dass die bereits gespaltenen Fette zusammen mit Cholesterin und fettlöslichen Vitaminen im Darm zu kleinen, kugelförmigen Gebilden (Mizellen) zusammengebaut werden. In dieser Mizellen-Verpackung ist es jetzt möglich, dass Fettbestandteile problemlos in die Blutbahn aufgenommen und zur Leber transportiert werden.

Die Gallenflüssigkeit ist also von entscheidender Bedeutung für eine geregelte Fettverdauung. Sie unterstützt zum einen die Fettaufnahme in die Blutbahn, gleichzeitig kann sie aber auch Giftstoffe und Stoffwechselendprodukte auf diese Weise »mit einpacken« und von der Leber zum Darm transportieren, wo die Abfallstoffe ausgeschieden werden. Produziert die Leber zu wenig Gallenflüssigkeit, kommt es zu Fettverdauungsproblemen. Häufig gehen sie einher mit Bauchschmerzen, Blähungen, Verstopfung oder sogar einem Reizdarmsyndrom.

Ein Mangel an Gallenflüssigkeit schränkt die Leber auch in ihrer Entgiftungsarbeit erheblich ein. Außerdem kommt es zu Resorptionsstörungen wichtiger fettlöslicher Vitamine, wie Vitamin A, D, E und K, die wiederum für die Leberfunktionen enorm wichtig sind.

Leber, die Entgiftungszentrale

Die Leber arbeitet wie eine Kläranlage, sie ist die »Chefin« bei der Entgiftung unseres Körpers. Alle schädlichen Substanzen, die wir über die Nahrung, die Getränke oder auch über Medikamente und die Umwelt aufnehmen, werden von der Leber abgefangen, sortiert und in unschädliche Stoffe umgebaut. Als Filter- und Entsorgungsstation trägt sie entscheidend zur Gesunderhaltung bei.

ENTGIFTUNGSHELFER NIEREN In Zusammenarbeit mit Nieren und Blase werden die neutralisierten und wasserlöslichen Gift- und Schadstoffe über den Urin wieder ausgeschieden.

Und als ob die Leber damit nicht schon ausreichend genug beschäftigt wäre, fallen im Körper beim Um-, Auf- und Abbau von Nährstoffen oder körpereigenen Verbindungen ebenfalls giftige Stoffe an. Auch sie müssen in eine unschädliche Form überführt und ausgeschieden werden. So entsteht z. B. beim Eiweißabbau hochgiftiger Ammoniak, der Gehirn- und Nervenzellen schädigen kann. Die Leber baut Ammoniak in ungiftige

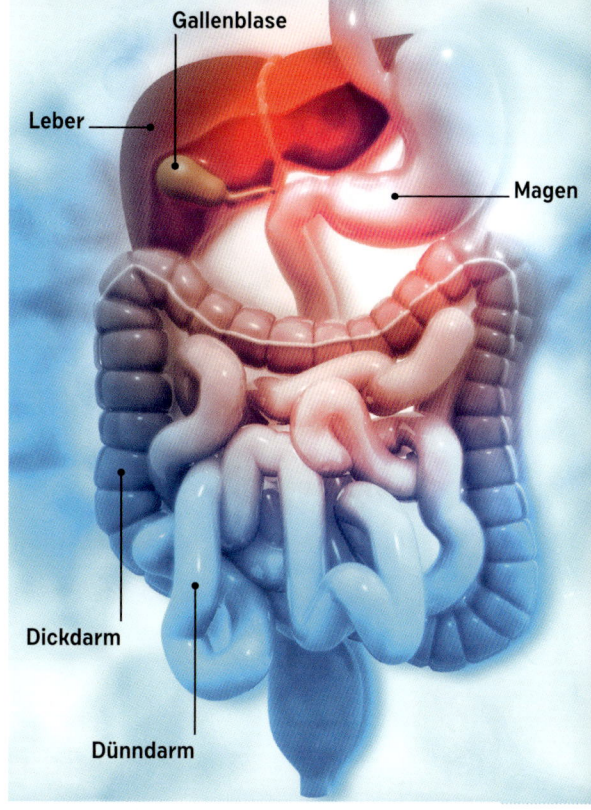

Leber, Nieren und vor allem auch der Darm sind das Entgiftungstrio in unserem Körper.

Harnsäure und Harnstoff um, sodass die Verbindungen ohne Schaden zu verursachen ausgeschiedenen werden können.

Ist die Leber geschwächt und funktioniert nur eingeschränkt, sammelt sich Ammoniak im Körper an. Wir fühlen uns zunehmend müde, schwer, antriebslos. Damit einher geht häufig eine eingeschränkte Konzentrationsfähigkeit.

ENTGIFTUNGSHELFER DARM Während wasserlösliche Abfallprodukte über die Nieren ausgeschieden werden können, sorgt der Darm dafür, die wasserunlöslichen auszuscheiden. Bilirubin beispielsweise entsteht beim Zerfall älterer roter Blutkörperchen und wird über den Stuhl ausgeschieden. Auch Cholesterin, eingehüllt mithilfe der Gallensäure (siehe auch Seite 11), verlässt über den Darm unseren Körper.

13

FETTLEBER – DIE NEUE VOLKSKRANKHEIT

Das Krankheitsbild »Fettleber« verband man bis vor wenigen Jahren noch eng mit chronischem Alkoholkonsum. Doch man weiß bereits seit mehr als zwei Jahrzehnten, dass der Alkoholkonsum längst nicht mehr alleiniger Verursacher einer Lebererkrankung ist. Unser ungesunder Lebensstil ist das Übel.

Bei jedem vierten Erwachsenen über 40 Jahre wird heute eine Fettleber diagnostiziert. Sogar jedes dritte übergewichtige Kind hat bereits eine verfettete Leber. Ursachen dafür sind vor allem Übergewicht, falsche Ernährung und die damit verbundenen Stoffwechselstörungen, wie z. B. das metabolische Syndrom. Wissenschaftler sind sich sicher, dass insbesondere die Summe unserer ungesunden Ernährungs- und Lebensweise zur Fetteinlagerung in die Leber beiträgt.

Neben Bewegungsmangel sind die häufigsten Ursachen für eine Fettleber: stark kohlenhydratreiche Ernährung (zu viel Fruchtzucker), auch fettreiche sowie ballaststoff- und vitalstoffarme Ernährung lassen die Fettzellen in der Leber wachsen. Und das ist fatal, denn die Leber ist DAS zentrale Stoffwechselorgan. Es gibt beinahe keine Stoffwechselreaktion, bei der die Leber nicht beteiligt ist.

Daher überrascht es nicht, dass eine Fettleber weitreichende Folgen hat. Verschiedene Studien zeigen eindeutig, dass Menschen mit Fettleber im Laufe der Zeit mit Folgeerkrankungen wie z. B. Nierenschwäche, Osteoporose, Fettstoffwech-

selstörungen oder Krebs zu kämpfen haben. Aber vor allem das Risiko für Diabetes mellitus Typ 2 ist drastisch erhöht. Eine der häufigsten Begleiterscheinungen einer Fettleber ist nämlich eine Insulinresistenz, d. h. die Wirkung des Insulins ist abgeschwächt oder gar aufgehoben. Das ist die Vorstufe eines Diabetes Typ 2.

Diagnostik

In der Medizin unterscheidet man zwischen einer alkoholischen Fettleber (AFL) und der nicht-alkoholischen Fettleber (NAFL). Letztere wird nicht durch Alkohol, sondern durch die modernen Lebens- und Ernährungsgewohnheiten verursacht.

Die Leberwerte allein sind nicht immer aussagekräftig, denn Blutwerte können durchaus unauffällig sein, und trotzdem kann bereits eine Erkrankung vorliegen. Daher ist eine genaue Anamnese, die bereits bestehende Erkrankungen sowie Körpergewicht und die Ernährungsweise mit einschließt, unabdingbar. Bei Beschwerden im rechten Oberbauch wird neben Abtasten der Leber auch häufig eine Sonografie (Ultraschalluntersuchung) gemacht, um die Vergrößerung der Leber besser definieren zu können. Fetteinlagerungen sind jedoch erst bei einer stark verfetteten Leber zu erkennen.

Bei begründetem Verdacht auf eine fortgeschrittene Fettleber kann eine Leberbiopsie Aufschluss geben. Dabei wird ein kleines Stück Lebergewebe entnommen und analysiert.

Wer gerne schnell für sich herausfinden möchte, ob er an einer Fettleber leidet oder gefährdet ist, kann den sogenannten Fatty-Liver-Index errechnen. Eine italienische Forschergruppe hat diesen Index entwickelt, und er wird nach einer komplizierten Formel aus den Parametern Body-Mass-Index, Taillenumfang und den Blutwerten Triglyzeride und Gamma-GT errechnet. Im Internet finden Sie einige Seiten, wo Sie Ihre Daten eingeben können. Der Fatty-Liver-Index errechnet sich dann automatisch. Je höher der Fatty-Liver-Index, desto größer das Risiko für eine Fettleber. Bei einem Wert unter 30 ist die Wahrscheinlichkeit relativ groß, dass keine Verfettung vorliegt. Diese Formel ersetzt jedoch in keinem Fall den Besuch beim Arzt.

Alkoholische Fettleber

Ein langjähriger hoher Alkoholkonsum kann im Prinzip alle Körperorgane angreifen. Die Leberschädigung nimmt jedoch eine Schlüsselstellung ein. Im Anfangsstadium kommt es zu einer alkoholischen Fettleber. Denn ein Enzym namens Alkoholdehydrogenase baut den Alkohol im Magen und

Die Stadien der Leberschädigung: Eine unbehandelte Fettleber kann zur Leberentzündung führen, die schwerwiegende Folgen haben kann.

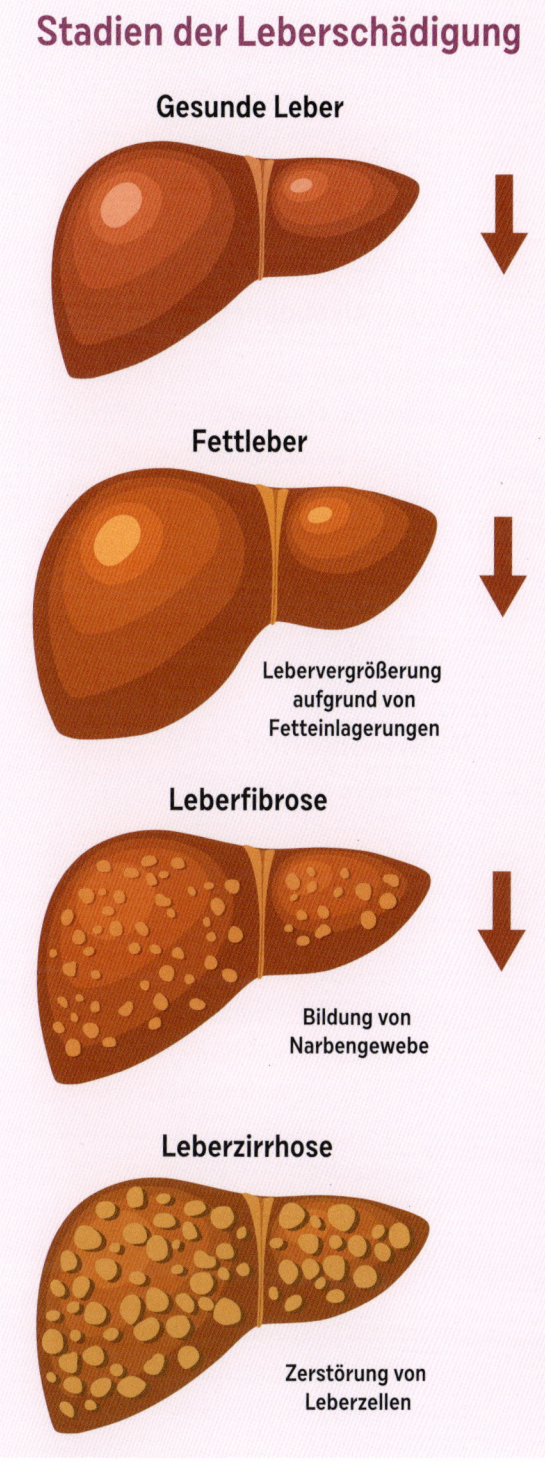

Stadien der Leberschädigung

Gesunde Leber

Fettleber

Lebervergrößerung aufgrund von Fetteinlagerungen

Leberfibrose

Bildung von Narbengewebe

Leberzirrhose

Zerstörung von Leberzellen

15

in der Leber ab. Dabei entsteht giftiges, zellschädigendes Acetaldehyd. Doch nicht nur das: Alkohol blockiert den Fettsäureabbau in der Leber. Gleichzeitig wird auch noch die Neusynthese von Fettsäuren erhöht, die in den Leberzellen eingelagert werden. Die Leber verfettet.

Welche Alkoholmenge schadet?

Untersuchungen haben bestätigt, dass sich bei regelmäßigem Konsum von durchschnittlich 20 bis 30 Gramm Alkohol bei Männern eine alkoholische Fettleber entwickeln kann. Wer also über Jahre hinweg etwa 300 ml Wein oder 0,75 l Bier trinkt, riskiert eine Leberschädigung. Bei Frauen kann bereits die Hälfte dieser Menge täglich getrunken zu einer Fettleber führen.

Nicht-alkoholische Fettleber (NAFL)

Während für die alkoholische Fettleber der Auslöser schnell gefunden ist, können für das Krankheitsbild »nicht-alkoholische Fettleber« viele unterschiedliche Ursachen aufgeführt werden:

Dass manche Medikamente, Pilzgifte oder Viren (Erreger einer Hepatitis) eine Fettleber verursachen können, ist weitgehend bekannt. Dementsprechend leicht kann eingegriffen bzw. gegengesteuert werden.

Dagegen hat man unseren ungesunden Lebensstil lange nicht mit der Entstehung einer Fettleber in Verbindung gebracht: Zu wenig Bewegung, zu viel Fett, reichlich Zucker und besonders fruchtzuckerreiche Ernährung hatte man nicht im Blick. Wissenschaftler sind sich heute jedoch einig, dass diese weitverbreitete, ungesunde Ernährungs- und

Lebensweise als eine der Hauptverursacher angesehen werden muss. Weitere Risikofaktoren sind Fettstoffwechselstörungen oder Diabetes mellitus Typ 2, die mit einer erhöhten Fetteinlagerung in der Leber einhergehen.

Ebenso kann, auch wenn es paradox klingt, eine Mangelernährung – insbesondere eine Unterversorgung mit Eiweiß, Vitaminen und Mineralstoffen – ebenfalls zur Leberverfettung führen.

Daher sollte es bei Verdacht oder Diagnose einer Fettleber oberste Priorität sein, seine Ernährungs- und Lebensweise zu analysieren und über eine eventuelle Lebensstilumstellung dringend nachzudenken. Denn eines muss an dieser Stelle gesagt sein: Eine Fettleber im 1. Stadium kann sich auch wieder regenerieren – die 14-Tage-Leber-Darm-Reinigungskur in diesem Buch (siehe Seite 62ff.) sowie eine lebergesunde Ernährung unterstützen dabei.

Was ist eine Fettleber?

Lange Zeit galt eine Fettleber als relativ ungefährlich. Heute allerdings weiß man, dass dieses Krankheitsbild im Laufe der Jahre zu schweren Folgeerkrankungen führen kann.

Man spricht von einer Fettleber, wenn es zu einer starken Ansammlung von Fett in den Leberzellen kommt. Aufgrund einer ungünstigen Ernährungs- und Lebensweise, d. h. viel Süßes, Weißmehlprodukte oder Alkohol, wird in der Leber übermäßig viel Fett produziert und letztendlich auch eingespeichert. Das hat zur Folge, dass gesunde Leberzellen abnehmen und die Leberaktivität sinkt. Je länger eine Fettleber besteht, desto größer ist die Gefahr einer Leberentzündung, die Leberzellen dauerhaft schädigen kann.

Eine Leberentzündung ist eine sogenannte Silent Inflammation – eine stille, heimliche Entzündung, die zu Beginn zwar noch keine eindeutigen Beschwerden verursacht, doch die Leber wird bereits permanent von entzündungsfördernden Botenstoffen, den Zytokinen, angegriffen und geschädigt. Mit der Zerstörung gesunder Leberzellen gelangen Leberenzyme wie GOT, GPT und gGT in die Blutbahn. Jetzt kann durch die Bestimmung dieser charakteristischen Blutwerte der Gesundheitszustand der Leber ermittelt werden.

Die Stufen der Leberschädigung

1. STUFE Von einer leichten Fettleber spricht man, wenn mindestens fünf Prozent bis maximal ein Drittel der Leberzellen Fettablagerungen aufweisen. Die Blutleberwerte (GOT, GPT, gGT und Bilirubin; siehe auch Seite 18f.) geben noch keinen eindeutigen Hinweis auf eine Fettleber. Durch Gewichtsreduktion, Sport sowie den Verzicht auf Zucker, frittierte Speisen und Alkohol können sich Fetteinlagerungen noch zurückbilden.

2. STUFE Fetteinlagerungen lassen die Leber wachsen, es kommt zur Fettleberhepatitis, der Leberentzündung. Langsam bildet sich festes Bindegewebe zwischen den Leberzellen, was zu Entzündungen führt. Bis zu zwei Drittel der Leberzellen sind verfettet, und ein Funktionsabfall ist festzustellen. Der Patient leidet zunehmend unter Müdigkeit, Konzentrationsproblemen, Völlegefühl und Übelkeit.

3. STUFE Sind bereits mehr als zwei Drittel der Leberzellen verfettet, und bleibt die Erkrankung unbehandelt, droht durch die Dauerentzündung eine Leberzirrhose. Das Gewebe vernarbt zunehmend, die Leberzellen sterben ab, und das Organ schrumpft – mit Funktionsverlusten.

ERSTE SYMPTOME

Die ersten Symptome einer geschwächten Leber
- Müdigkeit, Leistungsabfall
- Appetitlosigkeit
- Unverträglichkeit von Fett und Alkohol
- Blähungen, Durchfall

Symptome bei Lebererkrankungen

»Fünf vor zwölf und keiner merkt' s«! Lebererkrankungen sind tückisch, denn eine kranke Leber tut nicht weh, weil sie keine Nerven besitzt und damit keinen Schmerz verursacht. Damit erklärt sich auch schnell, warum Lebererkrankungen oft nur durch Zufall und meist erst spät entdeckt werden.

Die ersten Warnsignale, die uns die Leber sendet, sind zunehmende Müdigkeit, Erschöpfung und Leistungsabfall. Diese Warnsignale werden meist gekonnt ignoriert, schließlich ist man ja beruflich sehr eingespannt, und Familie, Haus und Garten verlangen einem schon einiges ab. »Work-Life-Balance« und »Urlaub« sind die Zauberworte, die uns bei ständiger und anhaltender Müdigkeit einfallen. An eine überlastete oder kranke Leber denken die wenigsten.

Erschwerend kommt hinzu, dass viele Lebersymptome nicht eindeutig zuzuordnen sind. Appetitlosigkeit, Blähungen, Völlegefühl oder Gewichtsveränderungen sind diffus und sehr allgemeiner Natur. Häufig werden wir erst aufmerksam, wenn sich ein unangenehmes Druckgefühl im rechten, oberen Bauch immer mal wieder bemerkbar macht.

LABORWERTE VERSTÄNDLICH ERKLÄRT

Krankhafte Veränderungen der Leberzellen sind anhand verschiedener Blut-Laborparameter zum Teil frühzeitig nachweisbar. Insbesondere eine erhöhte Aktivität von Leberzellenzymen im Blut deutet auf Defekte hin. Bereits vorübergehende, leichte Schäden der Leberzellmembranen können dazu führen, dass Enzyme aus den Zellen austreten. Bei schwerwiegenden Schäden, z.B. wenn Zellen absterben, gelangen auch andere Zellbestandteile in die Blutbahn.

Alle Zellen brauchen Enzyme für ihren eigenen Zellstoffwechsel. Intrazelluläre Enzyme, die eigentlich innerhalb der Zelle wirken, treten aber ins Blut über, wenn die Leberzellen beschädigt werden oder absterben. Z.B. Alkohol, Medikamente, Gifte und Schadstoffe schädigen Leberzellen und machen den Weg frei für die Leberenzyme. Sind sie schließlich im Blutbild nachweisbar, geben sie Hinweise auf Gesundheit und Funktion der Leber.

Intrazelluläre Enzyme

ALANIN-AMINOTRANSFERASE (ALT) FRÜHER: GLUTAMAT-PYRUVAT-TRANSAMINASE (GPT)

ALT (GPT) ist ein leberspezifisches Enzym, d.h. es ist ein »echter« Leberwert, weil dieses Enzym fast nur im Inneren der Leberzellen vorkommt. Ein erhöhter ALT-Wert im Blut ist ein sicheres Zeichen für einen Leberschaden.

ASPARTAT-AMINOTRANSFERASE (AST) FRÜHER: GLUTAMAT-OXALACETAT-TRANSAMINASE (GOT)

AST (GOT) findet man dagegen in vielen Geweben, wie z.B. in Skelettmuskeln, den Herzmuskeln und der Leber. AST spielt eine wichtige Rolle im Stoffwechsel, denn ohne AST können keine Aminosäuren und keine Kohlenhydrate richtig verarbeitet werden. Ein erhöhter AST-Wert im Blut muss daher nicht zwingend auf eine Lebererkrankung hinweisen.

Im Bedarfsfall betrachtet man daher immer die beiden Blutwerte ALT und AST. Sind diese gemeinsam erhöht, sollte man aktiv werden und der Ursache auf den Grund gehen.

GLUTAMATDEHYDROGENASE (GLDH)

Die Glutamatdehydrogenase (GLDH) ist ein Enzym, das in menschlichen Zellen in geringer Menge in den Mitochondrien der Nieren- und Gehirnzellen vorkommt. In hoher Konzentration kommt es jedoch in Leberzellen vor. Die im Blut gemessene erhöhte Enzymaktivität an GLDH ist ein sicherer Hinweis auf einen (starken) Leberschaden, d.h. einige Leberzellen sind bereits abgestorben.

Membranständige Enzyme

Membranständige Enzyme sind mit der Zellmembran verankert und können durch längere Einwirkung von Gallensäure (z. B. bei einem Gallenstau), aber auch durch andere schädigende Substanzen, abgetrennt werden. Dann sind sie im Blut nachweisbar.

GAMMA-GLUTAMYLTRANSFERASE (GGT) Das Enzym kommt vor allem in der Leber vor, aber auch in den Gallengängen. Es wandelt Schadstoffe, Gifte oder Alkohol in andere, für den Organismus unschädliche Stoffe um. Erhöhte gGT-Werte im Blut können auf einen gestörten Abbau von Schadstoffen und damit auf eine Schädigung der Leber hinweisen. Auch ein Stau der Gallenflüssigkeit ist möglich.

ALKALISCHE PHOSPHATASE Sie gehört zu einer Gruppe von Enzymen, die an unterschiedlichen Reaktionen beteiligt sind. Daher findet man sie nicht nur in der Leber, sondern auch in Knochen und Dünndarm. Erhöhte Mengen an Alkalischer Phosphatase deuten also auch auf andere Erkrankungen hin. Die Alkalische Phosphatase wird erst in Verbindung mit anderen Leberwerten (ALT, AST, gGT) beurteilt. Sind Alkalische Phosphatase und gleichzeitig die anderen Leberwerte erhöht, kann eine Störung im Gallenfluss vorliegen.

Neben den intrazellulären und membranständigen Enzymen gibt es auch Blutparameter, die einen Hinweis darauf geben, ob ein bestimmtes Organ gesund ist und seine Funktion erfüllt. Rückschlüsse geben:

BILIRUBIN ist ein Abbauprodukt der roten Blutkörperchen. Ein erhöhter Bilirubinwert ist ein Hinweis auf eine schwache Entgiftungsleistung der Leber. Bilirubin entsteht, wenn ältere rote Blutkörperchen zerfallen. Da Bilirubin fettlöslich ist, wird es mithilfe der Gallenflüssigkeit – die in der Leber produziert wird – über den Darm ausgeschieden. Wird es nicht ausreichend ausgeschieden (ein hoher Biliburin-Blutwert), lagert es sich in den Schleimhäuten und der Haut ab. Wir bekommen eine gelbliche Hautfarbe.

ALBUMIN, CHOLINESTERASE (CHE) UND GESAMTEIWEISS Das sind von der Leber hergestellte Bluteiweiße. Sind im Blut die Albumin- oder Cholinesterase-Werte zu

Das Blutbild verschiedener Leberwerte lässt Rückschlüsse auf die Lebergesundheit zu.

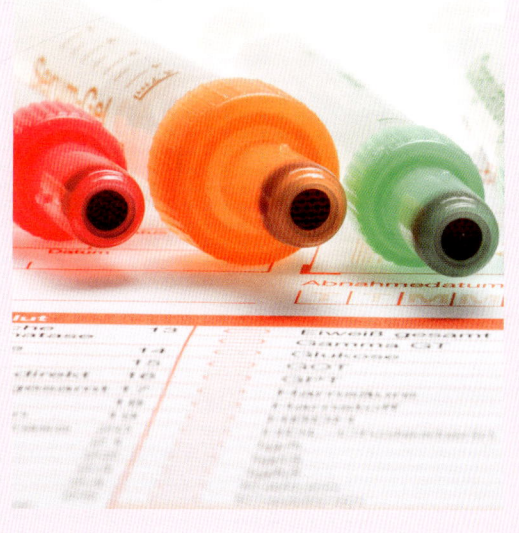

EXKURS

niedrig, gibt das ebenfalls Hinweise auf eine Funktionseinschränkung der Leber. Sie kann diese Eiweißstoffe nicht mehr in ausreichendem Maß produzieren. In der Folge kommt es zu Störungen des Wasserhaushalts, zu Stoffwechselstörungen und Eiweißverlust.
ALBUMIN ist Bestandteil des Gesamteiweißes. Es wird z. B. benötigt als Transportstoff für Hormone, wie z.B. Cortisol, Thyroxin, Vitamin D sowie Bilirubin und Elektrolyte. Albumin wird bei Lebererkrankungen bestimmt, aber auch zur Abklärung von Wasseransammlungen im Gewebe oder einer Proteinmangelernährung.

CHOLINESTERASE Das sind Enzyme bzw. Eiweißverbindungen mit Cholin, die in der Leber produziert werden. Hohe Werte zeigen, dass die Leber gut arbeitet. Sie werden benötigt für einen reibungslosen Stoffwechsel und für die Reizübermittlung von Nervenzellen.

Beachte

Veränderte Leberwerte kommen immer mal wieder vor. Daher sind Schwankungen eines einzelnen Leberwertes wenig aussagekräftig. Sind mehrere Leberwerte verändert, kann dies jedoch auf einen Leberschaden hindeuten.

Im Überblick

Blutwert	Hinweis auf….
ALT (GPT)	• Fast nur in den Leberzellen vorhanden. • Bei schwerem Leberschaden deutlich erhöht.
AST (GOT)	• Nicht nur in Leberzellen vorhanden, sondern auch in Herz- und Skelettmuskulatur. • Deutlich erhöht bei schwerem und schwerstem Leberschaden.
gGT	• Nicht nur in Leberzellen vorhanden. • Schon bei leichtem Leberschaden deutlich erhöht. • Erhöht bei Störungen des Gallengangsystems. • Hohe Werte bei Alkoholismus.
GLDH	• Erst bei schwerstem Leberschaden erhöht.
Alkalische Phosphatase	• Nicht nur in Leberzellen vorhanden, sondern auch zu finden in Knochen, Dünndarm, Keimzellen, Plazenta und Nieren. • Erhöht bei Gallenstau, Gallenwegsentzündungen und bei Erkrankungen anderer Organe.
Bilirubin	• Erhöht bei Gallensteinen, Gallenwegs- oder Gallenblasenentzündung.
Gesamteiweiß, Cholinesterase, Albumin	• Eiweiße, die von der Leber produziert werden. • Werte erniedrigt bei nachlassender Leberfunktion.

Zu diesen Beschwerden kommt es, wenn sich die Leber durch die Fetteinlagerung vergrößert und die Leberkapsel sich ausdehnt. Dabei drückt sie auf die umliegenden Organe, wie z. B. Magen, Darm oder Bauchspeicheldrüse, die, im Gegensatz zur Leber, Nerven besitzen und Signale weiterleiten. Erst dann nehmen wir das Druckgefühl wahr. Jetzt ist der Moment gekommen, in dem die Leber nicht mehr nur leise vor sich hin leidet.

Risikofaktoren für eine nicht-alkoholische Fettleber

Eine Fettleber entsteht, wenn zu viel Fett in den Leberzellen eingelagert wird. Es wird mehr Fett aufgebaut oder über die Nahrung zugeführt, als der Körper verbrauchen oder die Leber abtransportieren kann. Der seit Millionen von Jahren funktionierende Mechanismus des Fettabbaus und -abtransports kann jedoch durch genetische Belastung gehemmt sein. Eine Fettleber kann also durch erbliche Vorbelastung entstehen. Doch meist liegt es nicht an den Genen, wenn die Leber krank wird. Neben Bier, Schnaps und Wein sind die größten Feinde der Leber Übergewicht, Bewegungsarmut, fett- und kohlenhydratreiche Ernährung und der damit oft verbundene Mangel an Mikronährstoffen.

Übergewicht – wie aus Bauchfett Leberfett wird

Viele Leute haben sich mit ihren Fettpolstern rund um Bauch und Hüfte schon arrangiert, was sie häufig mit Kosenamen wie »Knödelfriedhof«, »Wackelpudding« oder »Wammerl« besiegeln. Doch ganz so verniedlichen sollte man seine Rettungsringe nicht. Vor allem das Fett, das sich in der Körpermitte, um den Bauch herum ansiedelt und dem Körper eine Apfelform verleiht, ist für die Gesundheit gefährlich. Dieses Bauchfett nennt man auch viszerales Fett, das sich nicht nur um die Bauchmuskulatur breitmacht, sondern auch den Darm und die Bauchspeicheldrüse ummanteln kann. Das führt dazu, dass auch die Leberzellen vermehrt Fett einlagern.

Risikobestimmung

Oft kann man an der Körperfettverteilung bereits erkennen, ob jemand ein erhöhtes Risiko für eine Fettleber hat: Nimmt seine Figur eher eine Apfelform an (Fettverteilung in der Bauchregion), ist das Risiko erhöht. Nimmt die Figur eher eine Birnenform an, verteilen sich Fettpölsterchen eher an Hüfte und Oberschenkel. Das ist – im Hinblick auf die Lebergesundheit – etwas harmloser.

Wer eine gesicherte Aussage treffen bzw. sein Risiko reduzieren möchte, sollte seinen Bauchumfang messen und im Blick behalten. Die Weltgesundheitsorganisation (WHO) empfiehlt, folgende Richtwerte nicht zu überschreiten:

Frauen: Bauchumfang weniger als 88 cm

Männer: Bauchumfang weniger als 102 cm

Männer neigen häufiger dazu, Bauchfett einzulagern, doch auch Frauen können betroffen sein. Vor allem während und nach den Wechseljahren kann sich die Figur bzw. die Fettverteilung im Körper verändern, und die Bauchregion wird runder.

Ursachen für viszerales Bauchfett

Die Ursachen für ein Zuviel an Bauchfett liegen nicht nur, wie man jahrzehntelang angenommen hat, allein an einer unausgeglichenen Energiebilanz, d.h. dass mehr Kalorien aufgenommen werden als der Organismus tatsächlich verbraucht.

KOHLENHYDRATE In wissenschaftlichen Studien hat sich z. B. auch gezeigt, dass eine sehr kohlenhydratreiche Kost bei gleichzeitiger Reduzierung des Eiweißanteils, insbesondere der essenziellen Aminosäuren, zu vermehrtem Bauchfett führen kann. Denn zu wenig Eiweiß in der Ernährung trägt dazu bei, dass Muskelmasse abgebaut wird. Die Folge: Der Grundumsatz sinkt, und der Körper benötigt weniger Energie. Doch gleichzeitig wird über eine kohlenhydratreiche Kost mehr Glukose (Energie) zugeführt, was zwangsläufig als Speichervorrat im Fettgewebe landet.

STRESS Ein weiterer Grund für die Zunahme des Bauchfettes ist unser alltäglicher Wegbegleiter, der »Stress«. Bei Stress wird das Stresshormon Cortisol ausgeschüttet. Cortisol lässt den Blutzuckerspiegel ansteigen, damit der Organismus genug Energie zur Verfügung hat, um dem Stress auch ausreichend lange standhalten zu können.

Darüber hinaus unterstützt Cortisol in moderaten Mengen das Immunsystem. Doch wer ständig »unter Strom steht«, schüttet permanent zu viel Cortisol aus, das vom Körper nicht so schnell abgebaut werden kann, wie es produziert wird. Wissenschaftler fanden heraus, dass sich Cortisol an die Rezeptoren der Fettzellen heftet, vor allem an die Fettzellen am Bauch, da diese mehr Rezeptoren haben als andere Fettzellen im Körper. Hat das Stresshormon erst einmal an den Bauchfettzellen angedockt, kann es Fettsäuren, die mit Lipoproteinhüllen in der Blutbahn befördert werden, freisetzen und gleichzeitig die Bauchfettzellen aktivieren, diese auch aufzunehmen. Daher sind permanente Stresssituationen ein Garant für zunehmendes Bauchfett.

SCHLAF Auch das Schlafverhalten hat Einfluss auf die Zunahme von Bauchfett. Wer auf Dauer weniger als fünf Stunden schläft, trägt laut einer Studie der Universität von Colorado zufolge maßgeblich dazu bei, dass sich das gefährliche Bauchfett erhöht. Mangelnder Schlaf steigert erwiesenermaßen den Appetit und macht dicker.

Bei geregeltem Schlafrhythmus mit mindestens 7–8 Stunden Schlaf wird deutlich weniger Cortisol gebildet, gleichzeitig aber mehr Wachstumshormon. Beide Effekte kurbeln die Fettverbrennung im Körper an und sorgen dafür, dass wir nicht so leicht zunehmen oder das Abnehmen leichter fällt.

Dicker Bauch – nicht nur ein kosmetisches Problem

Das Gefährliche am Bauchfett ist, dass es sehr hormonaktiv ist. Es wird vermutet, dass im Fettgewebe eine Vielzahl an Botenstoffen und Entzündungsparametern gebildet werden, die den Stoffwechsel stören und Entzündungsprozesse im Körper entfachen können. Und ein Unglück kommt selten allein: Die viszeralen Fettzellen setzen außerdem Fettsäuren und Hormone frei. Diese gelangen über die Blutbahn zur Leber, die sie gerne aufnimmt. Die Folgen sind fatal: Sie speichert einfach alles! Ist der Zustrom an Fettsäuren und Kohlenhydraten zu groß, kann sie im Laufe der Zeit zur Fettleber werden.

Diabetes mellitus Typ 2

Die Entwicklung einer nicht-alkoholischen Fettleber steht in engem Zusammenhang mit dem Krankheitsbild Diabetes mellitus Typ 2. Dabei haben das viszerale Bauchfett und die wachsenden Fettzellen einen großen Anteil, denn Fett begünstigt die

Entstehung einer Insulinresistenz sowie eines Diabetes mellitus Typ 2. Das ist ein eng miteinander verwobener Mechanismus: Dreh- und Angelpunkt ist das Hormon Adiponektin, das in Fettzellen gebildet wird.

Fettzellen sind sehr stoffwechselaktiv

Adiponektin hat zur Aufgabe, eine Art »Taxi« (die sogenannten Glut-4-Transporter) zu bilden, das die energiereiche Glukose in die Zellen befördern kann. Unterstützt wird dieser Transport von Insulin. In den kleinen Brennöfen jeder Zelle, den Mitochondrien, wird die Glukose schließlich zu Energie umgewandelt, und die Zelle kann ihre Arbeit verrichten.

Doch mit den wachsenden Bauchfettzellen wird dieser Transportmechanismus ausgehebelt. Das klingt zunächst unlogisch, denn man könnte ja annehmen, dass größere Fettzellen auch mehr Adiponektin und dann auch mehr Glut-4-Transporter bereitstellen könnten. Das ist jedoch eine falsche Annahme. Tatsächlich ist es so, dass vergrößerte Fettzellen eine weitere Verbindung produzieren: den Tumor-Nekrose-Faktor-alpha. Das ist ein Entzündungsparameter, der nicht nur chronische Entzündungsprozesse initiiert, sondern auch die Glukosetaxis blockiert. Der wertvolle Brennstoff Glukose gelangt nicht mehr in die Zelle hinein – er bleibt im Blut. Der Blutzuckerspiegel steigt also an.

Nun kommt wieder Insulin ins Spiel, denn seine Aufgabe ist es, den Blutzuckerspiegel zu regulieren, indem es sogenannte Schleusen an der Zellwand öffnet. Durch sie kommt Glukose in die Zellen. Wenn Fettzellen jetzt aber die Türen nicht mehr öffnen oder keine Glukosetransporttaxis bereitgestellt werden, wird die Glukose zur Leber geschickt. Und

weil die Leber eine Art Sammelleidenschaft hat, nimmt und speichert sie alles, was sie bekommen kann. So wandelt sie die überschüssige Glukose zunächst in ihre Speicherform Glykogen um und bewahrt sie auf. Sind auch diese Speicher voll, ist die Leber in der Lage, Glukose kurzerhand zu Fett umzubauen und dieses in ihre Zellen einzulagern.

Kurzfristig ist das kein Problem für die Leber. Aber auf die Dauer, das belegen zahlreiche Studien, kommt es zur Insulinresistenz der Zellen. Die in den Fettzellen produzierten Botenstoffe (wie

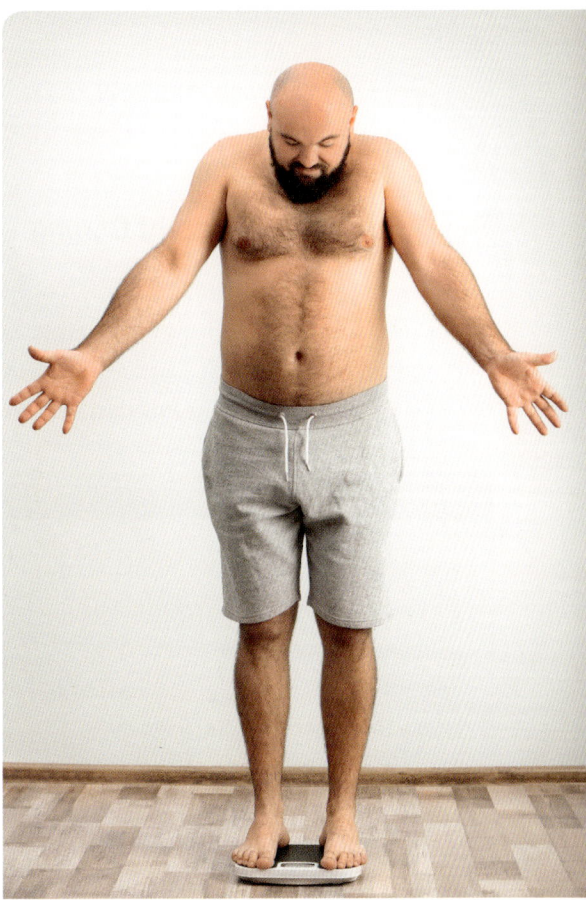

Wer chronisch gestresst ist, hat viel Stresshormone im Blut – sie erschweren das Abnehmen deutlich.

23

z.B. Tumor-Nekrose-Faktor-alpha oder Leptin) machen die Zellen unempfindlich gegen Insulin, sie reagieren nicht mehr, und der Blutzuckerspiegel bleibt hoch. Mit der Folge, dass die Bauchspeicheldrüse noch so viel Insulin bereitstellen kann, die Zellen jedoch nicht mehr in der Lage sind, die Glukose in die Zellen herein zu lassen. Diese sich schleichend entwickelnde Insulinresistenz erhöht das Risiko, an Diabetes Typ 2 zu erkranken.

Dann kommt noch etwas dazu: Zu dem bereits aus den Fugen geratenen Stoffwechsel gießt nun auch noch die Fettleber »Öl ins Feuer«. Eine Fettleber produziert eine bestimmte Zucker-Eiweiß-Verbindung (Fetuin-A), die zusätzlich die Insulinwirkung herabsetzt. Chronisch erhöhte Blutzuckerwerte manifestieren sich.

Zu viel Rohkost verursacht Gärung

An einer nicht-alkoholischen Fettleber können nicht nur übergewichtige Personen erkranken, es trifft auch schlanke Menschen. Letztere sind meist überraschter als die, die bereits äußerlich sichtbar

INFO

Wer häufig zwischen 1 und 3 Uhr nachts aufwacht, sollte sich um seine Leber kümmern, die hauptsächlich zu dieser Zeit entgiftet und auf Hochtouren läuft. Ist die Leber geschwächt, kann diese Entgiftung nicht stattfinden, und es zeigen sich früher oder später Krankheitssymptome. Auch Migräne kann ein Hinweis darauf sein, dass die Leber nicht richtig funktioniert.

zu viel Fett einlagern. Wie kommt es bei Schlanken zu einer Fettleber? Genetisch bedingt? Nicht unbedingt! Die Wurzel des Übels kann sein, dass gerade schlanke Menschen häufig abends ausschließlich Obst und Rohkost verzehren. Schließlich genießen diese Lebensmittel gemeinhin den Ruf, kalorienarm zu sein. Ein gesunder Beitrag also, sein Gewicht im Griff zu behalten? Leider nein. Das kann zu später Abendstunde sogar das Schlimmste sein, was man der Leber antut.

Wider den Biorhythmus

Unser Biorhythmus kommt abends in die Entschleunigungsphase, die Verdauungsorgane arbeiten allmählich langsamer. Obst liefert jedoch reichlich (Frucht-)Zucker, und die Kohlenhydrate aus rohem Gemüse und Salat werden nur langsam und schwer verdaut. So kann es bei Verzehr von Rohkost am späten Abend zu Gärprozessen im Darm kommen. Dabei entsteht Alkohol, und der ist Gift für die Leber.

Auch sie arbeitet nach einem eigenen Rhythmus. Zwischen 1 und 3 Uhr entgiftet sie am stärksten, und nachts hätte sie Zeit zu regenerieren. Nach einem großen Salatteller zu später Stunde ist sie jedoch möglicherweise mit dem Alkohol beschäftigt, der bei der Gärung vom Körper selbst produziert wird. An eine Entgiftung und Regenerierung ist nicht mehr zu denken, stattdessen werden der Fettabbau blockiert und das Fettgewebe aufgebaut.

Damit wir uns nicht falsch verstehen: Grundsätzlich kann man rohes Obst und Gemüse auch abends verzehren. Doch hier gilt: »Die Dosis macht das Gift!« und bitte nicht zu spät essen. Lassen Sie mind. 3 Stunden nach einer abendlichen Rohkostmahlzeit verstreichen, bis Ihre Nachtruhe beginnt. Leichter verdaulich sind Gemüsesorten, wenn sie z. B. gedünstet verzehrt werden.

Fruchtzucker – Gefahr für die Leber?

Ist Fruchtzucker (Fruktose) gesund oder ungesund? Diese Frage wäre vor einigen Jahren gar nicht gestellt worden, schließlich enthält das bekanntermaßen als gesund geltende Obst doch reichlich Fruchtzucker. Warum sollte er dann ungesund sein? Leider muss ich an dieser Stelle ein paar mittlerweile veraltete Ernährungsempfehlungen revidieren.

Fruchtzucker ist tatsächlich (im Übermaß verzehrt) nicht der Gesundheit zuträglich, und die Erkenntnisse gehen sogar noch weiter: Er wird zunehmend für immer mehr Erkrankungen, wie z. B. chronische Entzündungen, Diabetes mellitus Typ 2 oder die Enstehung einer nicht-alkoholischen Fettleber, verantwortlich gemacht.

Die Mär vom gesunden Fruchtzucker

Lange Zeit glaubte man, Früchte, die wir gerne als Nachtisch oder gesunden Snack zwischendurch verzehrten, sowie der ausschließlich im Obst enthaltene Fruchtzucker würden der Gesundheit und dem Wohlbefinden im höchsten Maße förderlich sein. Doch da liegt auch schon der Irrtum begraben! Fruchtzucker finden wir bei Weitem nicht nur im Obst, sondern in vielen Lebensmitteln.

So liefern zahlreiche Süßungsmittel, egal ob Haushaltszucker, Honig, Agavensirup oder Apfeldicksaft, massenweise Fruchtzucker – in unterschiedlich hohen Mengen.

FRUKTOSEHALTIGE LEBENSMITTEL

Durchschnittlicher Fruktosegehalt (in g) pro 100 g Lebensmittel

LEBENSMITTEL	FRUKTOSE
Fruchtschnitten	17,2
Trockenobst (z. B. Pflaumen, Aprikosen, Bananen)	9,4 -11,0
Cornflakes, gezuckert	6,0
Limonade	4,8
Früchtemüsli (Fertigprodukt)	4,6
Müsliriegel	3,8
Obst, frisch	2,5 – 3,5
Isotonische Getränke (Sport)	2,2
Salatdressing (Fertigprodukt)	1,9
Tomatenketchup	1,8
Mayonnaise	1,7
Gemüse, frisch (z. B. Kohlrabi, Brokkoli, Wirsing, Paprika usw.)	1,1 – 1,3

Quelle: Souci-Fachmann-Kraut
»Zusammensetzung unserer Lebensmittel«

Auch wird er sehr vielen Lebensmitteln in der industriellen Verarbeitung zugefügt. Süßwaren und zahlreichen anderen Produkten, in denen man sie nicht vermutet, wird Fruktose häufig als Geschmacks- oder Füllstoff zugesetzt. Wer erwartet denn schon, dass Wurst, Fertigsaucen, Pizzen, Salate, Müslis oder Brot mit Fruchtzucker aufgepäppelt werden? Achten Sie beim Einkauf auf das Etikett! Fruchtzucker wird in der Zutatenliste unter folgenden »Decknamen« deklariert: Invertzucker,

Glukose-Fruktose-Sirup, Inulin, Oligofruktose, Dicksaft (Apfel- oder Birnendicksaft) oder Karamellzuckersirup. Auch Fruchtsüße (Apfelsüße oder Traubensüße) und Fruchtpüree liefern große Mengen an Fruktose.

Der Unterschied zwischen Glukose und Fruktose

Zucker ist nicht gleich Zucker, und jeder wird anders verstoffwechselt. Auf Glukose kann der Körper nur sehr schwer verzichten – sie ist von größtem Wert für die Energiegewinnung in den Zellen.

Auf Fruktose dagegen kann er ohne Weiteres verzichten. Ein Überangebot an Fruchtzucker bedeutet sogar vor allem Stress für die Organe.

Schaut man sich die Stoffwechselwege an, die Glukose und Fruktose gehen, wird es interessant: Fruktose gelangt nur sehr langsam über die Dünndarmzellen in die Blutbahn. Und für diesen Weg brauchen sie auch noch Transporttaxis, alleine schaffen sie es nicht. Sind genügend Transporter da, ermöglicht das dem Körper, normale Fruktosemengen, wie wir sie über Obst und Gemüse aufnehmen, problemlos zu verarbeiten.

Kritisch wird es für den Körper erst, wenn er ständig mit großen Mengen an Fruktose bombardiert wird. Reichlich Softdrinks, Smoothies, Fruchtsäfte oder mit Fruktose angereicherte Fertigprodukte überfluten jedoch den Körper und belasten in erster Linie Darm und Leber.

Zu viel Fruktose

Der Darm ist das erste Organ, das unter dem ständigen Überangebot an Fruktose leidet. Denn der Dünndarm kann aufgrund der langsamen Resorptionsgeschwindigkeit die Flut nicht bewältigen und nicht alle Fruktosemoleküle aufnehmen. Diese werden dann in den nächsten Darmabschnitt, den Dickdarm, abgeschoben. Dort tummelt sich eine Vielzahl an Bakterien, stürzt sich sofort auf die Fruktose und lässt sie sich schmecken. Dabei kommen unliebsame Gärungsprozesse in Gang,

ZUCKER IST NICHT GLEICH ZUCKER

FRUKTOSE	GLUKOSE
Keine Insulin-Ausschüttung	Insulin-Ausschüttung
Wird in der Leber gespeichert in Form von Fett.	Wird in der Leber gespeichert in Form von Glykogen.
Kann nicht in die Zellen eingeschleust werden und liefert keine Energie.	Wird mithilfe von Insulin in die Zellen eingeschleust und dient der Energiegewinnung.
Verhindert die Fettverbrennung und trägt zu vermehrtem Fettaufbau in der Leber bei.	Kann in den Fettzellen gespeichert werden.
Blockiert das Sättigungshormon Leptin – wir bleiben hungrig.	

die häufig zur Bildung von Darmgasen führen. In der Folge können Blähungen und Krämpfe das allgemeine Wohlbefinden erheblich beeinträchtigen.

Forscher halten es auch für möglich, dass es durch einen Fruktoseüberschuss zu einer Verschiebung der Bakterienpopulation im Dickdarm kommt – und zwar zugunsten der krank machenden Bakterien. Als gesichert gilt, dass Gärungsprozesse die Darmzellen schädigen und schleichend Entzündungen im Darm entstehen können.

Der direkte Weg zur Fettleber

Während die Glukose mithilfe des Hormons Insulin schnell aus dem Blut in die Zellen transportiert und dort zur Energiegewinnung bereitgestellt wird, bleibt der Fruktose dieser Weg versperrt. Fruktose, die im Blut ankommt, wandert auf direktem Weg zur Leber, wo sie größtenteils zu Fett umgebaut und gespeichert wird. Je mehr Fruktose die Leber überschwemmt, desto mehr wird gespeichert. Die Fettzellen in der Leber wachsen und wachsen – und damit kommt man dem Krankheitsbild einer Fettleber immer näher.

Fruktose macht hungrig

Je länger sich die Wissenschaftler mit dem Thema Fruchtzucker beschäftigten, desto mehr negative Details kamen ans Tageslicht. So hat man auch festgestellt, dass Fruktose bei der Regulierung des Sättigungsgefühls beteiligt ist. Fruktose führt zu einem geringeren Sättigungsgefühl.

Das Hormon Leptin, das im Fettgewebe gespeichert wird, signalisiert dem Körper normalerweise, wann er satt ist. Sind ausreichend Fettreserven vorhanden, hemmt Leptin das Hungergefühl und gibt

dem Kopf das Signal »Es ist noch genügend Energie da. Ich brauche keine neue Mahlzeit«.

Heute weiß man jedoch, dass der Verzehr von Fruktose die Ausschüttung des Sättigungshormons Leptin blockiert, und es findet keine Übermittlung des Sättigungssignals an das Gehirn statt. Es entsteht eine sogenannte Leptinresistenz. Das bedeutet, dass die Signalübertragung des Sättigungsgefühls nicht mehr funktioniert – wir bleiben hungrig.

Kranker Darm – schwache Leber

Der Darm spielt für die Gesundheit der Leber eine ganz entscheidende Rolle. Mit bis zu acht Metern Länge, einer Oberfläche von bis zu 400 Quadratmetern und nur wenigen Zentimetern Durchmesser ist er die Hauptverkehrsader vom Lebensmittelangebot im Supermarkt bis in die Blutbahn.

Vom Anfang bis zum Ende unseres Lebens laufen durch ihn etliche Tonnen Nahrung und zigtausend Liter Flüssigkeit, die er mithilfe zahlreicher Verdauungsenzyme aufbereitet und die wertvollen Nährstoffe so für uns verfügbar macht. Allerdings gelangen auch zahllose Krankheitserreger und Giftstoffe in den Darm, die unschädlich gemacht und ausgeschieden werden müssen. Eine gut ausgerüstete Darmflora und eine gesunde, intakte Darmwandbarriere, die bereits vorab Giftstoffe und pathogene Keime abfängt, entlasten die Leber erheblich.

Marode Zustände im Darm

Leider ist die »Innenausstattung« des Darms durch die heutige moderne Ernährungs- und Lebensweise massiv gestört. Oftmals ist die Darmschleim-

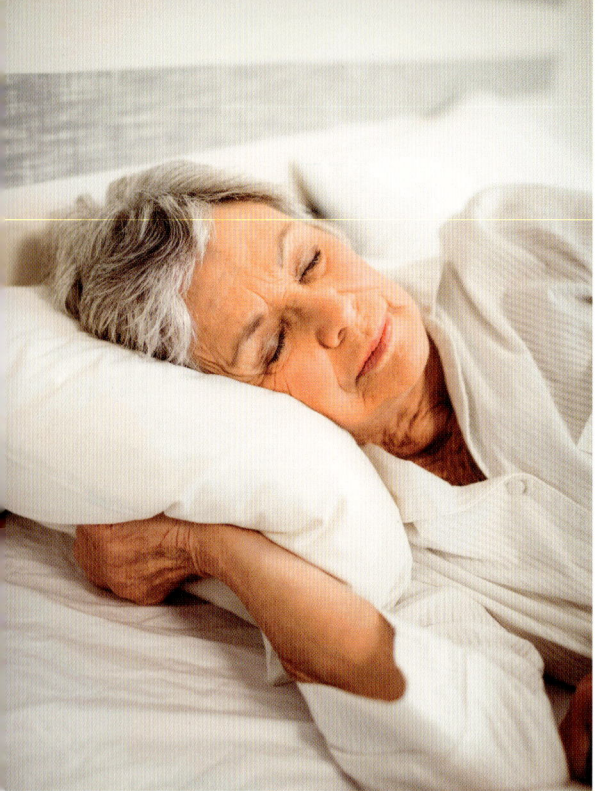

Im gesunden Schlaf erholt sich die Leber.

Rudel auf und attackieren die Darmbewohner, die auf Dauer den Angriffen nicht standhalten können.

Das hat zur Folge, dass nützliche Darmbakterien zurückgedrängt werden und damit den Weg frei machen für Krankheitserreger und weniger nützliche Bakterien. Es kommt zur Fehlbesiedlung des Darms. Verstopfung, Durchfall, Blähungen, Reizdarm oder Darmentzündungen können die Folge sein.

Doch damit nicht genug: Ein geschwächter Darm kann die wertvollen Nährstoffe aus der Nahrung nur noch bedingt aufnehmen, da die Verdauung und Aufspaltung der Nahrung in die kleinsten Bausteine nur noch ungenügend und unvollständig vom Darm geleistet werden kann.

Müllberge für die Leber

Da die Schutzbarriere des Darms zerstört ist, gelangen vermehrt Schadstoffe durch die Darmwand in die Pfortader, welche das Blut auf direktem Weg in die Leber leitet. Die Leber wird dadurch über das Blut nicht nur mit Nährstoffen versorgt, sondern bei einem geschwächten Darm gleichzeitig auch mit viel Abfall überschwemmt. Es gleicht einer Naturkatastrophe!

Stellen Sie sich vor, ein Öltank havariert, und etliche Liter Öl fließen ins Meer. Irgendwann wird dieses Öl an Land geschwemmt oder trifft auf eine Insel, deren Vegetation und Wasserreservoir die Lebensgrundlage der Inselbewohner darstellt. Die Folgen sind eindeutig – die Bevölkerung kämpft mit allen zur Verfügung stehenden Mitteln um das nackte Überleben. Bald sind jedoch die Kräfte aller erschöpft – Resignation macht sich breit!

Auch die Leber, die ein sehr kraftvolles Organ ist, ist lange Zeit sehr belastbar und stellt sich täg-

haut geschädigt durch ein Zuviel an Zucker und Fett, durch ballaststoffarme Ernährung und reichlich Zusatzstoffe, die den Fertiglebensmitteln massenweise zugesetzt werden. Man schätzt, dass etwa 8 Kilogramm Konservierungsstoffe im Laufe eines erwachsenen Lebens den Darm passieren. Und diese Verbindungen sind der Darmflora überhaupt nicht freundschaftlich gesonnen! Da es ihre Aufgabe ist, Bakterien im Lebensmittel zu zerstören – das erhöht deren Haltbarkeit – zerstören sie natürlich auch die Darmbakterien. Und da unterscheiden sie nicht zwischen krank machenden oder der Gesundheit zuträglichen Darmbakterien.

Bewegungsmangel, Stress, Umweltverschmutzung, Medikamente und vieles mehr bringen den Darm zusätzlich aus dem Gleichgewicht. Der Darm ist so robust, dass ihn Unruhestifter, die hin und wieder auftauchen, nicht erschüttern können. Doch immer häufiger treten diese Störenfriede im lich aufs Neue den Anforderungen, kann aber auf Dauer diese Flut an Giftstoffen, die über einen kranken Darm über sie hereinbricht, nicht mehr alleine bewältigen. Ein Teufelskreis beginnt!

Entgiftungsengpass in der Leber

Bei geschwächtem Darm kann die Leber gar nicht so schnell und viel entgiften, wie auf sie zukommt. Sie entgiftet zwar rund um die Uhr und am intensivsten nachts zwischen 1 und 3 Uhr. Auf kurz oder lang ist sie aber überfordert und kann auch ihre restlichen Aufgaben und Funktionen zunehmend nicht mehr erfüllen.

Besonderes Augenmerk sei noch einmal auf die Gallenflüssigkeit gelegt, die nun nicht mehr in ausreichender Menge zur Verfügung steht. Gallensaft wird in der (gesunden) Leber produziert, in der Gallenblase gesammelt und unterstützt die Fettverdauung, damit wir weiterhin Sahnetorten, Butter oder fettes Fleisch essen können.

Doch die Gallenflüssigkeit hat noch eine weitere Funktion: Sie unterstützt die Leber, indem sie die von der Leber umgewandelten Giftstoffe aufnimmt und auf direktem Wege zum Darm bringt, der sie ausscheidet. Dieses Entsorgungssystem funktioniert jedoch nur, wenn der Darm gesund ist. Wäre die Darmflora geschädigt, könnten die in der Leber entsorgten Giftstoffe ungehindert die Darmwand durchdringen, in die Blutbahn geraten und mit einem Rückfahrschein wieder zur Leber gelangen.

Es ist also mehr als verständlich, dass zu einer gesunden Leber zwangsläufig auch ein intakter Darm gehört. Daher haben wir in diesem Buch auch eine 14-tägige Reinigungskur für Leber und Darm entwickelt – ein sanftes, aber effektives Entgiftungsprogramm. Mehr dazu ab Seite 62f.

Medikamente – Gift für die Leber

Um Beschwerden und Schmerzen loszuwerden oder zu lindern, sind Medikamente oftmals eine Hilfe. Aber das ist leider nur die halbe Wahrheit, denn jeder Medikamentenwirkstoff ist ein Fremdkörper und kann die Organe stark belasten.

Darm und Leber obliegen die Aufgaben, Fremdstoffe unschädlich zu machen und auszuscheiden. Doch wenn beide Organe nicht hundertprozentig fit sind, kann so mancher Fremdstoff Leberschäden anrichten und für erhöhte Leberwerte sorgen. Das ist im Normalfall nicht so tragisch, da die Leber sehr regenerationsfähig ist und Medikamente bei kurzzeitiger Einnahme abpuffern kann.

Kritisch kann es aber für die Leber werden, wenn Medikamente unkontrolliert und über einen längeren Zeitraum eingenommen werden. Typische und häufig eingenommene Medikamente sind beispielsweise Schmerzmittel wie Paracetamol oder Ibuprofen. Auch wenn mehrere Präparate miteinander kombiniert werden, unter Umständen auch mit Naturheilmitteln, kann es einerseits zu Wechselwirkungen kommen, andererseits wird die empfohlene Dosis an Wirkstoffen bei Kombination mehrerer Arzneien häufig überschritten. Die Leber kann die Flut an Fremdstoffen nicht mehr bewältigen, wird geschwächt und krank.

> **TIPP**
>
> Nehmen Sie Medikamente nach Möglichkeit nicht über einen längeren Zeitraum ein. Stimmen Sie sich dabei unbedingt mit Ihrem Arzt oder Heilpraktiker ab.

SELBSTHEILUNGSKRÄFTE DER LEBER STÄRKEN

Wer unter einer Fettleber leidet, muss sich nicht geschlagen geben. Es gibt Hoffnung, denn die Leber ist in der Lage zu regenerieren und kann kleinere Schäden selbst reparieren, indem sich gesunde Leberzellen teilen und nachwachsen. Was für eine positive Nachricht!

Doch das Reparaturprogramm startet natürlich nicht auf Knopfdruck. Zwei Bedingungen müssen erfüllt sein: Erstens darf nicht mehr als die Hälfte der Leberzellen beschädigt sein. Zweitens ist es unerlässlich, die Lebens- und Ernährungsweise zu verändern.

Erinnern wir uns an die Krankheitsgeschichte einer Fettleber: Das Überangebot an Kohlenhydraten, Fruktose und insgesamt zu viel Energie lässt Leberzellen verfetten, und sie werden größer. In der Folge kommt es zu Entzündungen, Leberzellen sterben ab, das Lebergewebe vernarbt, und das Organ wird kleiner, es schrumpft.

Eine gesunde Ernährungs- und Lebensweise kann die Durchblutung der Leber erhöhen. Durch den stärkeren Blutfluss werden die Blutgefäße in der Leber erweitert und Wachstumsfaktoren (z. B. Hepatoxyte Growth Factor (HGF)) freigesetzt und aktiviert. HGF regt die Leberzellen zum Wachstum an und unterstützt somit die Regenerationsfähigkeit des Organs.

Sobald die Leber wieder auf Normalgröße herangewachsen ist, reduziert sich die Blutmenge.

Ein fantastischer Mechanismus, den es gilt zu unterstützen. Eines ist klar: Eine ausgewogene Ernährung bildet die beste Grundlage, um einer Fettleber vorzubeugen. Über die gezielte Auswahl besonders lebergesunder Nahrungsmittel können wir sogar eine bereits bestehende Fettleber im Anfangsstadium langsam wieder reduzieren.

Die Grundregeln im Überblick

- Die volle Regenerationskraft hat die Leber nur, wenn sie mit allen Nährstoffen ausreichend versorgt ist. Reichlich Gemüse und eiweißhaltige Lebensmittel, kombiniert mit ausgewählten stärkehaltigen Kohlenhydraten und hochwertigen Fetten bilden den Grundstein.
- Ausreichende körperliche Bewegung leistet in Sachen Lebergesundheit einen entscheidenden Beitrag.
- Übergewichtige Personen profitieren im besonderen Maße von einer lebergesunden Ernährung. Denn mit dem Gewichtsverlust purzeln überflüssige Kilos, das gefährliche

viszerale Bauchfett wird weniger (siehe auch Seite 21f.), und die Leber kann regenerieren.

- Die Leber profitiert von einem gesunden Darm. Daher ist eine Darmreinigung (siehe Seite 59ff.) sehr sinnvoll. Er wird dabei von Nahrungsmittelresten und Giftstoffen befreit und kann wertvolle Nährstoffe besser resorbieren.
- Eine Fettleber, die sich aufgrund erhöhten Alkoholkonsums gebildet hat, kann sich nur mit absolutem Verzicht auf Bier, Wein und Co. regenerieren.
- Auch auf Nikotin sollten Betroffene lieber verzichten. Die Giftstoffe aus Zigaretten belasten die Leber und können den Zustand verschlechtern.
- Sind Diabetes, zu häufige Medikamenteneinnahme oder eine andere Erkrankung die Ursache für die Fettleber, muss mit dem behandelnden Arzt eine Lösung gefunden werden. Wer medikamentös gut eingestellt ist, kann die Belastung für die Leber reduzieren. Beachte: Schmerzmittel, wie z.B. Paracetamol oder Diclofenac, Hormone (z.B. die Pille) sowie Statine und Antibiotika können zur erhöhten Fetteinlagerung führen.

Clever essen

Wer seine Leber schonen möchte, sollte wissen, welche Lebensmittel ihm guttun und welche er meiden bzw. reduzieren sollte. Wer jetzt schon die nächste Diät fürchtet, dem sei gesagt: Ganz so schlimm wird es nicht! Denn eine lebergesunde Ernährung hat viele Aspekte, die der eine oder andere vielleicht ohnehin schon beherzigt. Manchmal kann man aber mit der richtigen Kombination und Zubereitung das Essen lebergesünder gestalten.

Gemüsesorten, wie z. B. Karotten, Spinat, Artischocken, Brokkoli, Rote Bete oder Tomaten, sind gedünstet oder gedämpft eine Wohltat für die Leber.

Früchte, wie z. B. Erdbeeren, Orangen, Kiwis oder Äpfel, können trotz des Fruktosegehalts (siehe auch Seite 25f.) nach wie vor den Speiseplan bereichern.

Wer dann noch häufiger Vollkorn- statt Weißmehlprodukten den Vorzug gibt, hat schon die richtige Richtung eingeschlagen. Und auf den Geschmacksträger Fett muss man ohnehin nicht verzichten – entscheidend ist vielmehr, das richtige Fett zu wählen. Auf den Einkaufszettel gehören aber ganz besonders eiweißreiche Lebensmittel, wie z. B. Joghurt, Käse, Eier, Nüsse, Hülsenfrüchte, Fleisch und Fisch.

Kohlenhydrate – warum nicht?

Kohlenhydrate allgemein sind in den letzten Jahren in Verruf geraten, obwohl sie zu den drei Grundbausteinen unserer Ernährung zählen. Im Detail betrachtet kommt es auf die Qualität an. Wenn man immer häufiger »leere« Kohlenhydrate aus Weißmehlprodukten, Süßigkeiten und Co. links liegen lässt und den wertvollen »komplexen« den Vorzug gibt, kann der Körper sehr profitieren. Fakt ist: Kohlenhydrate stellen eine der wichtigsten Energiequellen dar.

Je komplexer, desto besser

Komplexe Kohlenhydrate, z.B. in Vollkornprodukten, verfügen über eine kompaktere Molekülstruktur. Es dauert im Verdauungsprozess wesentlich länger, bis der Organismus sie in die für ihn verwertbare Glukose zerlegt hat. Dieser Prozess versorgt den Körper kontinuierlich und über eine längere Dauer mit Energie, ohne extreme Insulinspitzen zu produzieren. Sie halten länger satt und liefern zudem auch noch wertvolle Vitalstoffe.

Zu den komplexen Kohlenhydraten zählen Vollkorngetreide und daraus hergestellte Produkte, Hülsenfrüchte und Kohlenhydrate der verschiedenen Gemüsesorten. In ihnen stecken die wertvollen langen Zuckerketten, während Müsliriegel, Schokolade, Eis, Chips oder Backwaren überwiegend kurze Zuckerketten liefern. Letztere schießen wesentlich schneller ins Blut und führen zu extremen Insulinschwankungen. Insulin schleust die kleinen Zuckerbausteine (Glukose) in die Zellen und reguliert damit den Zuckergehalt im Blut. Außerdem blockiert Insulin aber auch die Fettverbrennung und forciert die Fetteinlagerung in die Leberzellen. So trägt ein möglichst niedriger Insulinspiegel ohne extreme Spitzen wesentlich zur Lebergesundheit bei.

Alles Zucker, oder was?

Alle Kohlenhydrate sind letztlich Zuckermoleküle, die unterschiedlich komplex aufgebaut sind. Allerdings unterscheiden sich die einzelnen Zucker (Glukose, Fruktose oder Galaktose) in ihrer chemischen Struktur, gehen verschiedene Stoffwechselwege und wirken unterschiedlich.

Aus Kohlenhydraten wird Fett

Enzyme aus Speichel, Bauchspeicheldrüse und Dünndarm zerlegen die Kohlenhydrate nach und nach in sogenannte Einfachzucker, die über die Darmwand ins Blut gelangen. Während Glukose direkt zu den Zellen transportiert wird und dort als Energie zur Verfügung steht, führt der Weg von Fruktose und Galaktose direkt zur Leber. Dort werden sie hauptsächlich in Fett umgewandelt und in den Leberzellen gespeichert.

Überschüssige Glukose, die in der Leber ankommt, wird zunächst in Form von Glykogen gespeichert. Das ist der Kohlenhydratvorrat, der kurzfristig mobilisiert werden kann, wenn der Körper ganz schnell Energie benötigt. Doch diese Speicherkapazität ist begrenzt. Wenn die Speicher voll sind, wird auch Glukose zu Fett umgebaut und in den Fettzellen der Leber gespeichert – für schlechte Zeiten. Das ist evolutionsbedingt ein Überlebensprogramm. Doch längst sind die schlechten Zeiten vorbei. Anstatt die Fettreserven beim Jagen oder auf langen Fußmärschen zu verbrennen, wie es unsere Vorfahren gemacht haben, verbrauchen wir unsere Speicher eigentlich gar nicht mehr. Wir lagern immer mehr Fett ein und bauen Fettzellen auf. Ein großes Gesundheitsrisiko! Denn zu viel Fettgewebe bildet einen idealen Zündstoff für chronische Entzündungen, ist die Grundlage für die Entstehung einer Fettleber und kann zu Herz-Kreislauf-Erkrankungen und Diabetes führen.

Zuckerfallen vermeiden

Die Lösung ist jetzt sicherlich nicht, gänzlich auf Kohlenhydrate zu verzichten. Unser Körper benötigt nun mal rund 180 Gramm Glukose pro Tag, um den Stoffwechsel laufen zu lassen. Alleine das Gehirn verbraucht davon schon mal 140 Gramm.

Die meisten Menschen wissen genau, dass zu viel Zucker ungesund ist – für die Zähne, die Figur und den gesamten Stoffwechsel. Sie verzich-

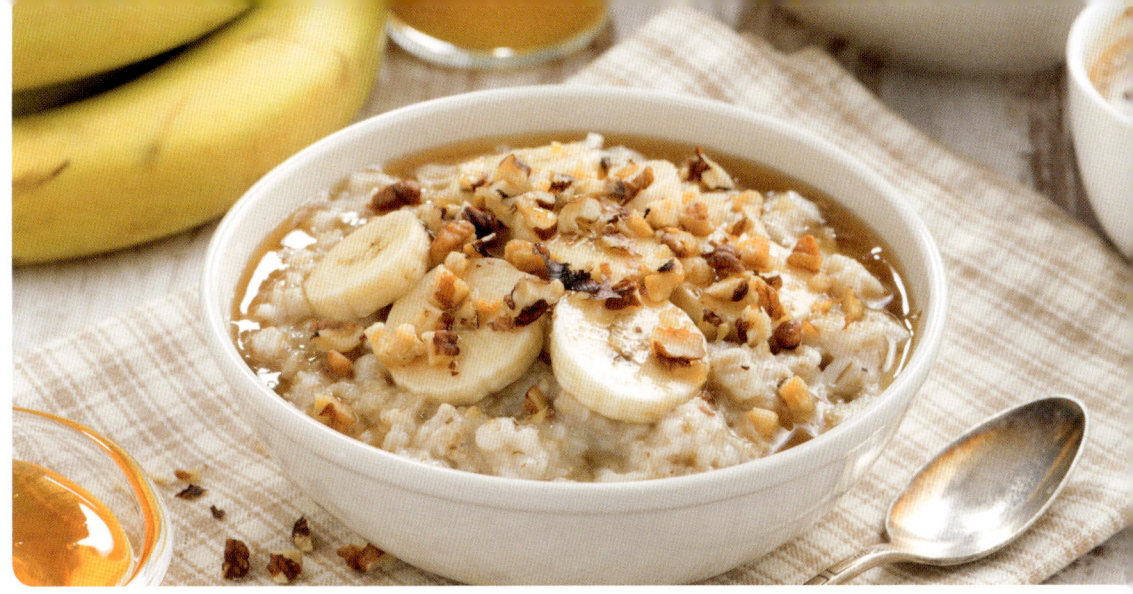

Haferflockenmüsli mit Banane ist gesund – für Darm, Leber, Bauchspeicheldrüse und die Blutgefäße.

ten daher schon bewusst auf den Zucker im Kaffee oder Tee und verkneifen sich öfter mal die Schokolade. Dennoch ist der Zuckerverbrauch mit etwa 35 Kilogramm pro Person und Jahr in den letzten drei Jahrzehnten leider konstant geblieben. Das Problem ist, dass viel Zucker und Süßungsmittel in verarbeiteten Lebensmitteln stecken und auf den ersten Blick gar nicht erkennbar sind. Achten Sie besonders beim Zucker auf das Etikett!

Ballaststoffe und ihre Bedeutung für den Darm

Die meisten Menschen denken bei gesunder Ernährung vor allem an Vitamine und Mineralstoffe. Ballaststoffe spielen leider immer noch eine untergeordnete Rolle, und sie ringen um die Anerkennung, die ihnen eigentlich gebührt.

Ballaststoffe, die in allen Pflanzen stecken, sind für die Gesundheit unverzichtbar. Deshalb empfiehlt die Deutsche Gesellschaft für Ernährung (DGE), mindestens 30 g pro Tag aufzunehmen. Das ist gar nicht so schwer, denn bereits mit 3 Scheiben Vollkornbrot, 2 Äpfeln, 250 g Gemüse und 2 Kar-

toffeln hat man den Tagesbedarf bereits gedeckt. Vollkornprodukte enthalten im Durchschnitt pro 100 g zwischen 9 und 14 g Ballaststoffe. Gemüsesorten haben einen sehr unterschiedlichen Ballaststoffgehalt: Artischocken, Schwarzwurzeln, Pastinaken oder Topinambur liefern zwischen 10 und 18 g pro 100 g. Rosenkohl, Brokkoli oder Tomaten schlagen nur mit 3 bis 6 g zu Buche. Nüsse und Samen punkten mit 6 bis 9 g. Beim Obst sind es vor allem die Beeren mit durchschnittlich 5 g Ballaststoffen, aber auch Äpfel und Birnen mit Schale sind mit 3 bis 4 g nicht zu verachten.

Heute weiß man, dass Ballaststoffe nicht nur für eine lange Sättigung sorgen und die Darmtätigkeit stimulieren, sondern man hat erkannt, dass sie das ideale »Futter« für unsere Darmbakterien sind. Besonders lösliche Ballaststoffe tragen ganz entscheidend zur Gesundheit der Darmbakterien bei.

Die Heiler im Darm

Eine möglichst breite Bakterienbesiedlung im Darm ist also mehr als erwünscht. So kann sichergestellt werden, dass der Darm gut versorgt und die Darmzellen optimal ernährt werden. Nur so kann der Darm auch seine Aufgaben erfüllen. Da das Blut nämlich nährstoffarm zum Darm fließt, ernähren sich die Darmzellen nicht über das Blut, sondern sie erhalten die lebenswichtigen Nährstoffe direkt aus dem Darminhalt. Neben Glutaminsäure sind vorwiegend die beiden kurzkettigen Fettsäuren Buttersäure und Propionsäure grundlegend wichtig für die Darmgesundheit. Und zurück zu den Ballaststoffen: Darmbakterien können Ballaststoffe verwerten und aus ihnen wertvolle Buttersäure und Propionsäure bilden.

BUTTERSÄURE fördert den Stoffwechsel der Darmschleimhaut und das Wachstum der Blutgefäße in der Darmwand. Außerdem wirkt sie entzündungshemmend und kann vor Krebs schützen.

PROPIONSÄURE unterstützt neben dem Aufbau der Darmflora auch den Zuckerhaushalt. Sie drosselt die Zuckerfreisetzung und regt die Bauchspeicheldrüse an, Insulin zu produzieren. Gleichzeitig wird die Empfindlichkeit der Körperzellen gegenüber Insulin erhöht.

Darmbakterien halten die Leber gesund

Wissenschaftliche Studien zeigen, dass Darmbakterien einen großen Einfluss auf die Leber haben, denn manche bauen die Nahrung zu Stoffen ab, die von der Leber ohne weitere Hilfsstoffe verwertet werden können, z. B. zu den soeben beschriebenen kurzkettigen Fettsäuren. Sie sind wasserlöslich und benötigen deshalb keine Gallensäure, die in der Leber gebildet wird. Kurzkettige Fettsäuren bewegen sich also ohne »Transporttaxis« (siehe Seite 26) und können auf direktem Weg vom Darm über die Pfortader zur Leber gelangen. Dort werden sie unmittelbar zur Energiegewinnung eingesetzt.

Ein Teil der kurzkettigen Fettsäuren wird schließlich in sogenannte Ketonkörper umgewandelt, sie sorgen für eine sättigende Wirkung im Körper. Denn Ketone senden Signale aus, die die Produktion von Hungerhormonen, wie z. B. Ghrelin, unterdrücken und gleichzeitig das Sättigungshormon Leptin ansteigen lassen.

EINTEILUNG DER BALLASTSTOFFE

BALLASTSTOFFART	WIRKUNG POSITIV AUF	VORKOMMEN
Lösliche Ballaststoffe	• Zuckerstoffwechsel • Fettstoffwechsel • Immunabwehr • Nervensystem	• gekochte und abgekühlte Kartoffeln, Reis und Nudeln (resistente Stärke) • Artischocken, Brokkoli, Hafer, Karotten, Pastinaken, Rosenkohl, Sellerie, Topinambur (Inulin), Zichorienwurzel • Äpfel, reife Bananen, Grapefruits
Unlösliche Ballaststoffe	• Divertikulitis • Verstopfung • Hämorrhoiden	• Getreide, Hülsenfrüchte, Gemüse, Pilze • Haferkleie, Weizenkleie • Flohsamenschalen, geschroteter Leinsamen

Lösliche Ballaststoffe bevorzugen

Ausgangssubstanz für die Bildung der wichtigen kurzkettigen Fettsäuren sind vor allem lösliche Ballaststoffe, wie z. B. Inulin, Oligofruktose und resistente Stärke. Aus resistenter Stärke bilden die Darmbakterien besonders viel kurzkettige Fettsäuren und weniger blähende Gase. Resistente Stärke entsteht durch Kochen und anschließendes Abkühlen von stärkehaltigen Lebensmitteln, wie z. B. Kartoffeln, Reis oder Nudeln. Kartoffel-, Reis- oder Nudelsalat zählen also zur idealen Darmernährung. Auch reife Bananen und Haferflocken liefern resistente Stärke.

Eiweiß für eine gesunde Leber

Eiweiß ist DER Baustoff im Körper. Er besteht aus bis zu 50.000 verschiedenen Eiweißverbindungen mit lebenswichtigen Funktionen. Ob Muskeln, Haut, Bindegewebe, Blutgefäße, innere Organe bis hin zu Hormonen und Enzymen – überall werden Proteine benötigt. Auch für viele biologisch aktive Substanzen, die z. B. für den Eisen- oder Sauerstofftransport im Blut sorgen, für das Immunsystem oder den Knochenstoffwechsel werden lebensnotwendige Eiweißverbindungen benötigt.

Deshalb ist Eiweiß auch ein unverzichtbarer Bestandteil unserer Ernährung. Ob pflanzliches oder tierisches Eiweiß – im Magen und Darm zerlegen die Verdauungssäfte das Nahrungseiweiß in einzelne Aminosäuren, die kleinste Einheit der Proteine.

Um alle lebenswichtigen Abläufe in Gang zu halten, müssen Aminosäuren jederzeit in ausreichender Menge zur Verfügung stehen. Denn in jeder Zelle finden täglich Tausende Reparaturvorgänge statt, bei denen komplexe Proteine in ihre Einzelbestandteile zerlegt und erneuert werden. Und nicht zu vergessen: Eiweiß macht uns satt, zügelt den Appetit und unterstützt uns, das Gewicht zu kontrollieren.

Die optimale Eiweißversorgung

Fehlt Eiweiß, macht sich das schnell bemerkbar. Nägel, Haare und Haut leiden, sie werden spröde, stumpf und faltig. Auch die körperliche Kraft schwindet. Wir werden schnell müde und sind oftmals ohne Grund erschöpft.

Wie viel Eiweiß für den Einzelnen gesund ist, kann nicht pauschal beantwortet werden. Die Deutsche Gesellschaft für Ernährung (DGE) empfiehlt z. B., mindestens 0,8 g Eiweiß pro kg Körpergewicht täglich aufzunehmen.

Als »eiweißreiche« Ernährung gilt, wenn wir 30 Prozent der Nahrungsenergie in Form von Eiweiß aufnehmen. Die Empfehlungen der DGE lauten 15 bis 20 Prozent. Eine eiweißreiche Ernährung kann laut wissenschaftlicher Studien einigen Zivilisationskrankheiten vorbeugen. So kamen Studien zu den Ergebnissen, dass eine eiweißreiche Kost die Stoffwechsellage bei Diabetes mellitus Typ 2 verbesserte, das Leberfett gesenkt, Entzündungsprozesse reduziert und das Fettprofil im Blut insgesamt verbessert werden kann.

Eiweißreich, aber doch nicht gut

Obwohl wir eigentlich reichlich eiweißhaltige Lebensmittel verzehren, verliert sich der positive Effekt. Wissenschaftliche Untersuchungen bringen ans Tageslicht: Es liegt in erster Linie an der

Kombination »viel Eiweiß gepaart mit ungesunden Nährstoffen«.

Unsere Ernährung sieht meist so aus: viel Fleisch und Wurstwaren mit reichlich Zusatzstoffen. Dafür vernachlässigen wir Gemüse und Obst und nehmen zu wenig Ballaststoffe sowie mehrfach ungesättigte Fettsäuren auf. Damit steigt das Risiko für Fettstoffwechselstörungen, Diabetes oder Herz-Kreislauf-Erkrankungen, trotz einer eiweißreichen Ernährung! Wichtig ist es also, nicht nur einen Aspekt zu betrachten, sondern den Blick auf den gesamten Teller zu werfen.

Vergleichen wir es einmal mit unserem Auto. Damit wir lange Freude und Fahrspaß mit unserem Auto haben, braucht es den richtigen Treibstoff. Wir wissen, das Auto braucht Diesel oder Benzin, und darüber hinaus – ganz wichtig – muss man ab und zu nach dem Öl schauen. Das ist leider noch nicht alles! Wie sehen die Reifen aus? Was machen Kühlerwasser und Batterie? Es gibt viele Punkte, die es gilt zu pflegen, sonst ist das Auto trotz Sprit und Öl irgendwann nicht mehr verkehrssicher oder springt erst gar nicht an.

Die richtige Menge für die Leber

Der Körper sollte also nicht in einen Eiweißmangel rutschen. Ist die Leber bereits krank, ist es besonders wichtig, genügend eiweißhaltige Lebensmittel zu essen. Andererseits kann aber auch eine Überversorgung mit Eiweiß Schaden anrichten. Denn eine kranke, überforderte Leber ist nicht in der Lage, das beim Eiweißstoffwechsel anfallende, hochgiftige Ammoniak ausreichend zu entsorgen. Der Ammoniakspiegel im Blut steigt und kann für chronische Müdigkeit mitverantwortlich sein. Ammoniak kann sogar zu Hirnschäden führen.

Eiweißqualität

Neben der passenden Eiweißzufuhr ist vor allem die Qualität des Eiweißes entscheidend. Es sind insbesondere die drei essenziellen (lebensnotwendigen) Aminosäuren Leucin, Valin und Isoleucin, die hier im Fokus stehen.

Diese Aminosäuren haben mehrere Vorteile: Sie müssen nicht über die Leber verstoffwechselt werden, sie entlasten die Leber und tragen so zur Regeneration der Leber bei. Leucin, Valin und Isoleucin wandern nämlich über die Darmzellen ins Blut und können von dort direkt in die Muskeln zur Proteinsynthese (Eiweißaufbau) gelangen.

Zudem können die Aminosäuren die Bildung von Albumin ankurbeln, die bei einer geschwächten Leber nur auf Sparflamme stattfindet. Albumin reguliert die Flüssigkeitsverteilung im Körper und ist ein wichtiges Transporterprotein für Fettsäuren, Vitamine, Hormone u. v. m. Ein Mangel kann zu Wasseransammlung im Bauchraum und in den Geweben führen.

Die drei essenziellen Aminosäuren tragen schließlich noch dazu bei, die Durchblutung in der Leber zu erhöhen und Fettablagerungen in der Leber zu drosseln.

Diese drei Aminosäuren, die in der Fachsprache mit dem Begriff BCAA (Branched Chain Amino Acids) bezeichnet werden, sind wie die »drei Musketiere«. Die bestmögliche Ausbeute oder die größte Wirkung wird erreicht, wenn alle drei zusammen aufgenommen werden. Im Idealfall stehen auch noch ausreichend B-Vitamine, wie z. B. Biotin, Pantothensäure und Vitamin B_6, zur Verfügung, damit die Eiweißverdauung optimal funktionieren kann. B-Vitamine liefern Hülsenfrüchte, Hafer, Naturreis, Paprika, Brokkoli und Spinat.

VERSORGUNG MIT LEBENSWICHTIGEN AMINOSÄUREN

ESSENZIELLE AMINOSÄURE	WIRKUNG IM KÖRPER	ENTHALTEN IN
Valin	Energiegewinnung, Muskelaufbau, positiver Effekt auf Stimmung und Stressempfinden	Fisch, Eier, Käse, Haferflocken, Dinkelmehl
Leucin	Erhalt und Aufbau von Muskeln, unterstützt die Regulierung des Blutzuckerspiegels, fördert Heilungsprozesse	Fisch, Eier, Milch, Erdnüsse, Sojabohnen, Mandeln, Geflügel
Isoleucin	Aufbau und Erhalt von Muskeln, positive Wirkung auf das Immunsystem	Käse, Eier, Cashewkerne, Erdnüsse, Linsen, Erbsen, Rindfleisch

Leber-gesunde Fette

Die gute Nachricht zuerst: Bei einer Fettleber muss nicht auf Fett verzichtet werden, auch die Empfehlungen für eine fett- und eiweißarme Schonkost sind glücklicherweise längst überholt.

Fett ist ein wichtiger Bestandteil unserer Nahrung und notwendiger Baustein für Hormone, Botenstoffe und Zellwände. Auch gewisse Fettpölsterchen sind sogar wichtig, denn sie umhüllen und schützen innere Organe und machen sie stoßunempfindlich. Fettgewebe hilft, die Körperwärme zu halten und zu regulieren. Allein das ist Grund genug, auf Fett nicht gänzlich zu verzichten bzw. auf extrem fettarme Kost umzustellen.

Laut wissenschaftlichen Untersuchungen sollte etwa ein Drittel unserer täglichen Nahrung aus Fett bestehen. Wer zu viel Fett streicht, riskiert eine Mangelversorgung an essenziellen Fetten und fettlöslichen Vitaminen. Meist wird bei fettarmer Ernährung die fehlende Energie durch einfache, blutzuckersteigernde Kohlenhydrate ersetzt. Mit negativem Effekt auf die Gesundheit.

Omega-3-Fettsäuren – die Königinnen unter den Fetten

Als besonders gesund gelten ungesättigte, essenzielle Fettsäuren, denn sie sind im Körper reaktionsfreudiger als gesättigte. Gesättigte Fettsäuren nehmen wir v.a. durch Fleisch, Schmalz, Margarine, Milch oder Milchprodukte auf. Sie werden schnell in den Fettdepots des Körpers gespeichert.

Mehrfach ungesättigte Fettsäuren findet man sowohl in pflanzlichen Lebensmitteln, wie z.B. Raps-, Lein-, Walnuss-, Oliven- oder Hanföl sowie in Nüssen. Auch tierische Lebensmittel, allen voran fettreiche Seefische wie Thunfisch, Lachs, Hering oder Makrele, können uns mit wertvollen Fetten versorgen. Seefische sind deshalb so beliebt, weil sie die besonders hochwertigen ungesättigten Omega-3-Fettsäuren enthalten. Beispiele dafür sind die Eicosapentaensäure (EPA) und die Docosahexaensäure (DHA). Wissenschaftler konnten zeigen, dass auch bei bereits bestehenden entzündlichen Lebererkrankungen (z.B. Fettleber, Leberzirrhose, Hepatitis usw.) die Entzündungsneigung langfristig gesenkt werden konnte – bei einem hohen Anteil an essenziellen Omega-3-Fettsäuren in der Ernährung.

Um allerdings in den Genuss dieses positiven Effekts zu kommen, muss man noch eine weitere Gruppe von Fettsäuren betrachten: die Omega-6-Fettsäuren. Auch sie sind essenziell und müssen über Nahrung aufgenommen werden. Das ideale Verhältnis, in dem Omega-3- und Omega-6-Fettsäuren zugeführt werden, spielt eine entscheidende Rolle für die Gesundheit. Es sollte möglichst 1:5 betragen.

Es gibt aber leider deutlich mehr Lebensmittel, die Omega-6-Fettsäuren enthalten. Sie stecken vor allem in pflanzlichen Ölen wie Sonnenblumen-, Weizenkeim-, Maiskeim-, Distel-, Traubenkern- oder Kürbiskernöl. Auch in Fleisch, Milch, Milch-

Geschroteter Leinsamen kann stärker quellen und mehr Wasser aufnehmen. Und wir können die wertvollen Inhaltsstoffe so leichter nutzen.

produkten und vielen Fertigprodukten. In der alltäglichen Ernährung nehmen wir daher meist deutlich mehr Omega-6- als Omega-3-Fettsäuren auf. Und dementsprechend ungünstig ist das Verhältnis der beiden Fettsäuren. Die Deutsche Gesellschaft für Ernährung geht davon aus, dass wir sie im Durchschnitt tatsächlich im Verhältnis 1:20 aufnehmen. Ein Verhältnis von 1:5 wäre allerdings das Ziel.

Der Wettkampf unter den Fettsäuren

Die beiden essenziellen Fettsäuren stehen in harter Konkurrenz zueinander. Während Omega-3-Fettsäuren entzündungshemmend wirken (was bei einer Fettleber von enormer Bedeutung ist), sind die Omega-6-Fettsäuren dagegen entzündungsfördernd. Zur Verstoffwechselung braucht der Körper die gleichen Enzyme:

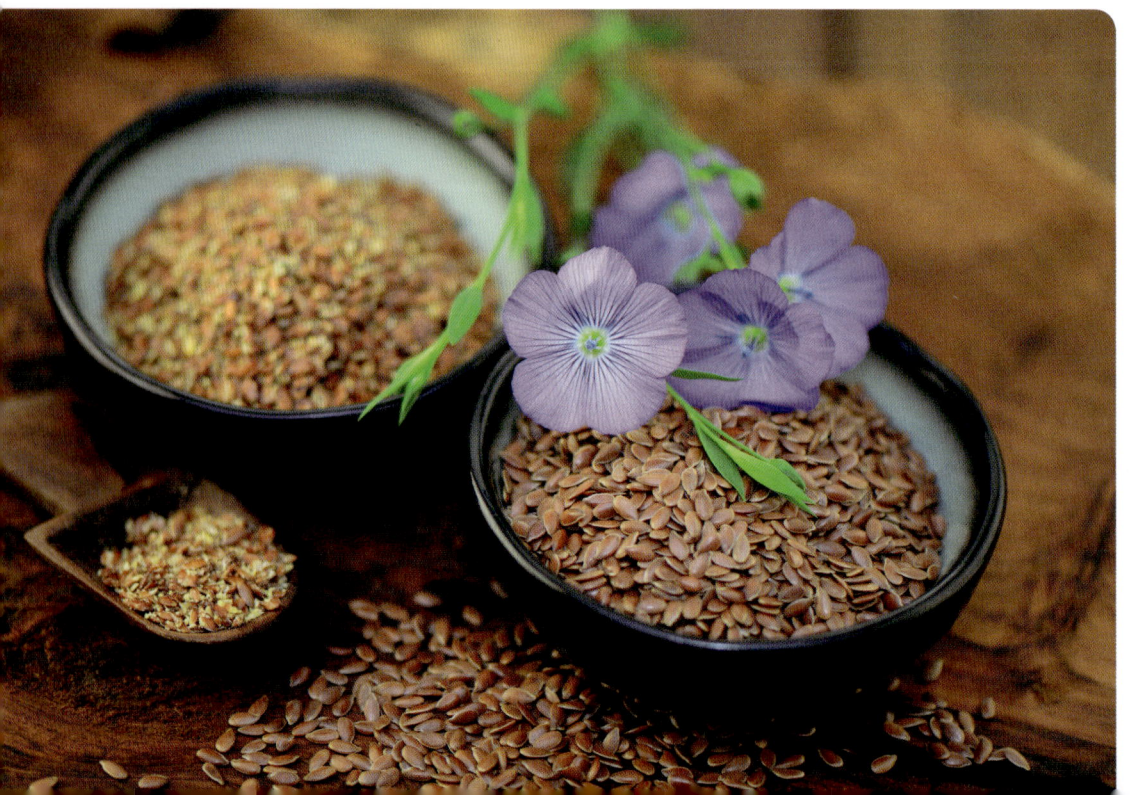

- die Omega-6-Fettsäure wird zur Arachidonsäure umgebaut
- aus der Omega-3-Fettsäure (alpha-Linolensäure) wird EPA und DHA gebildet.

Nehmen wir viel Omega-6-Fettsäuren auf, werden sehr viel Enzyme verbraucht – die Omega-3-Fettsäuren haben das Nachsehen.

Wasser ist Leben

Neben der Auswahl gesunder Lebensmittel ist eine ausreichende Trinkmenge essenziell für die Gesunderhaltung und Entgiftung des Körpers. Über 90 Prozent der Stoffwechselvorgänge laufen im wässrigen Milieu ab. Vielleicht besteht deshalb der Organismus eines Erwachsenen zu 60 bis 70 Prozent aus Wasser.

Der gesamte Körper, alle Organe und Gewebe sind auf Wasser angewiesen und müssen versorgt werden. Dabei ist eine der wichtigen Aufgaben, verschiedenste Stoffe und Moleküle im Körper nicht nur aufzunehmen und zu verarbeiten, sondern sie auch zu transportieren und wieder auszuscheiden.

Die Folgen von Wassermangel

Trinken wir zu wenig, leidet die Gesundheit. Es beeinträchtigt den gesamten Stoffwechsel und vermindert die körperliche und geistige Leistungsfähigkeit. Müdigkeit, Kopfschmerzen und Schwindel sind keine seltene Erscheinung, wenn der Körper zu wenig Wasser erhält. Der Grund dafür: Es fehlen Vitalstoffe, wie z. B. Magnesium und Phosphat, die für zahlreiche Reaktionen benötigt werden.

Trinken Sie am besten, bevor Sie durstig werden, und verteilen Sie Ihr Trinkpensum idealerweise gleichmäßig über den Tag.

INFO

Wasser mit starker Reinigungswirkung

Trinken Sie zwischen dem Mahlzeiten immer mal wieder ein Glas abgekochtes Wasser und unterstützen Sie Ihren Körper beim Entgiften. Am besten kochen Sie morgens Ihre Tagesmenge Wasser ab und füllen sie in Thermoskannen. So sind Sie den ganzen Tag mit gutem Wasser versorgt.

Am besten abgekochtes Wasser

Mit der Empfehlung, ausreichend zu trinken, sind allerdings nicht Getränke wie Limonaden, Softdrinks und sonstige gesüßte Durstlöscher gemeint, ebenso wenig auch alkoholische Getränke. Zucker und Zusatzstoffe in diesen Getränken belasten die Leber in zweifacher Hinsicht: Zum einen wird ein Zuviel an Zucker direkt als Fett in der Leber deponiert. Andererseits können weniger Stoffwechselendprodukte aus dem Körper gebracht werden, die Entgiftungsleistung der Leber wird gemindert.

Als besonders verträglich und reinigend gilt abgekochtes Wasser. In der ayurvedischen Ernährungslehre wird Wasser etwa zehn Minuten gekocht, dadurch werden Wassermoleküle, die im kalten Zustand sogenannte Cluster bilden, verändert. Die Cluster werden aufgelöst, und das Wasser wird deutlich aufnahmefähiger. So können Stoffwechselendprodukte leichter andocken und schneller aus dem Körper transportiert werden. Vielen fällt es leichter, mit abgekochtem Wasser auf die empfohlene Trinkmenge zu kommen.

DIE LEBER BRAUCHT UNTERSTÜTZUNG

Für eine gesunde Leber sollten wir uns kräftig ins Zeug legen. Die Leber ist für das allgemeine Wohlbefinden unabdingbar, denn als Schaltzentrale steht sie mit allen Organen in Verbindung. Mit einer veränderten Ernährungs- und Lebensweise kann die Basis für eine gesunde Leber gelegt werden.

Wenn die Schaltzentrale, in der alle Drähte zusammenlaufen, nicht rund läuft, kann man nicht erwarten, dass der Rest ohne Verluste funktioniert. Selbst wenn wir unsere Ernährungs- und Lebensweise überdenken und verändern, ist die Leber immer noch zahlreichen Gift- und Schadstoffen ausgesetzt. Schließlich atmen wir tagtäglich Umweltgifte ein und nehmen schädliche Fremdstoffe über die Nahrung und Haut auf. Damit hätte die Leber eigentlich schon genug zu tun. Zusätzlich belasten wir sie jedoch oft mit Zusatzstoffen in Lebensmitteln, zu viel Alkohol und überflüssigem Zucker.

Die gute Nachricht: Wir können viel tun, und es gibt eine Reihe von Möglichkeiten, die Leber aktiv zu unterstützen – ihr Gutes zu tun. Sicherlich gehört dazu an erster Stelle, seine Ernährungsweise unter die Lupe zu nehmen – das ist das Fundament, auf dem man dann die weiteren Schritte aufbauen kann. Wenn man ein stabiles Haus errichten möchte, baut man schließlich auch erst den Keller oder die Bodenplatte, bevor man das Dach draufsetzt.

Ran an den Speck – das Wohlfühlgewicht

Wer die Leber auf Vordermann bringen möchte, dem raten die Experten v.a., auf ein gesundes Körpergewicht zu achten. Die Basis für Regenerierung und Erholung der Leber ist eine langfristige Ernährungsumstellung und ggf. eine Gewichtsreduktion. Studien belegen, dass sich bereits bei einem Gewichtsverlust von nur sieben Prozent des Ausgangsgewichts entzündliche Leberprozesse innerhalb kurzer Zeit deutlich verbessern. Wer also 90 Kilo wiegt und rund 6 Kilogramm abnimmt, kann entzündliche Prozesse in der Leber deutlich reduzieren. Das macht Mut. Probieren Sie es aus!

Viel frisches Gemüse, Vollkornprodukte, wenig Zucker und keine Softdrinks: Fast jeder weiß, dass das gesund ist. Aber wenn es darum geht, zu welcher Zeit und in welchem Tempo man essen sollte, wird es schon schwieriger – da gehen auch die Expertenmeinungen weit auseinander. Manche schwören auf 5 bis 6 kleine Mahlzeiten und andere essen lieber ganz klassisch 3 Mahlzeiten am Tag.

Aber auch das sogenannte Intervallfasten, eine Methode, bei der zeitweise gar nicht gegessen wird, ist eine beliebte Art zu fasten. Wie häufig jemand isst, muss individuell ausgelotet werden – es sollte auf jeden Fall zu dem Betreffenden passen. Nur so kann man die Ernährungsumstellung mühelos in den Alltag einfließen lassen und auch durchhalten.

Entscheidend für ein gesundes Gewicht ist, den Körper mit allen Nährstoffen in einem ausgeglichenen Verhältnis zu versorgen und den Bedarf zu decken. Nur so kann er die Enzyme und Hormone für einen ausbalancierten Stoffwechsel in ausreichendem Maße bereitstellen. Das ist insbesondere bei einer geplanten Gewichtsreduktion bei geschwächter oder kranker Leber zu beachten. Eine schnelle Gewichtsabnahme oder Radikaldiät ist für sie ungünstig. Am besten, Sie fangen mit der 14-Tage-Kur zur Darm- und Leberreinigung an (siehe ab Seite 62ff.) und suchen sich dann Ihre Lieblingsrezepte im Rezeptteil dieses Buches ab Seite 90ff. aus. Damit stehen die Chancen gut, dass sich Ihre Leber regeneriert.

Langsam und sicher ans Ziel

Überfordern Sie Ihren Körper nicht. Lehnen Sie radikale Gewichtsabnahmen entschieden ab. Crashdiäten stellen häufig nicht sicher, dass man ausreichend Energie sowie genügend Nähr- und Vitalstoffe zu sich nimmt. Beim Abnehmen verändert sich der Stoffwechsel, er schaltet irgendwann um auf Sparflamme und geht an die eigenen Fettreserven – was ja das eigentliche Ziel der Abnehmwilligen ist. Das bedeutet jedoch in zweifacher Hinsicht Stress für die Leber: Beim Abbau von Fettpolstern werden viele Fettsäuren frei, die über das Blut wieder zur Leber gelangen. Eine geschwächte Leber oder Fettleber funktioniert aber ohnehin nur noch

SO KLAPPT DAS ABNEHMEN LEICHTER

- Max. 3 Mahlzeiten, wenn Sie sich gut dabei fühlen.
- Zu jeder Mahlzeit eine Eiweißportion essen (z. B. Fisch, Käse, Eier, Nüsse, Hülsenfrüchte).
- Ballaststoffreiche Lebensmittel auswählen (Vollkornprodukte, Gemüse).
- Reichlich Gewürze (Chili, Ingwer, Kurkuma) und Kräuter (Rosmarin, Dill, Thymian) verwenden, die kurbeln den Stoffwechsel an.
- Fertigprodukte weitgehend meiden, insbesondere die mit Fruktosezusatz (z. B. Fruktosesirup).
- Fruktosearme Obstsorten bevorzugen (Beeren, Aprikosen, Wassermelone, Grapefruit, Zitrone).
- Keine zuckerhaltigen Getränke und Fruchtsäfte konsumieren.
- Täglich mindestens 2 Liter Wasser trinken.
- Sich für die Mahlzeiten Zeit nehmen.
- Bewusst essen und lange kauen.
- Etwas Bewegung in den Alltag einbauen (Radfahren, Schwimmen, Walken).

eingeschränkt – die plötzliche Fettsäureflut stellt dann eine extreme Herausforderung dar. Meist ist, zu allem Übel, auch noch die Nährstoffverteilung der Mahlzeiten nicht optimal. Möglicherweise sieht der Diätplan wenig Eiweiß vor, sodass wir nicht nur Fettpölsterchen loswerden, sondern auch Muskeln abbauen. Für die Leber ist eine Eiweißunterversorgung jedoch ein »No Go«! Denn dann kann sie nur unzureichend Enzyme und Transporteiweiße produzieren, die zur Ausscheidung von Giften und Stoffwechselprodukten dringend benötigt werden.

Daher: Gewichtsreduktion ja – aber langsam. Extreme Hungerkuren oder Nulldiät sind hier nicht die Lösung, denn so werden zu viele Fettsäuren freigesetzt, die die bereits geschwächte Leber zusätzlich belasten. 500 g Gewichtsabnahme pro Woche ist ausreichend.

So wird der bestmögliche Erfolg für Leber und Gesundheit erreicht: Wer sein Gewicht langfristig reduzieren und dabei nicht den Genuss verlieren möchte, sollte seine Ernährung mit reichlich frischem Gemüse, Obst, Vollkorngetreide sowie hochwertigen pflanzlichen Fetten und hochwertigem Eiweiß gestalten. Ebenso wichtig ist viel Bewegung an der frischen Luft. Durch die vermehrte Sauerstoffaufnahme ins Blut wird der Stoffwechsel angeregt, und die Nahrung wird besser verwertet.

Tempo und Rhythmus

Neben der richtigen Auswahl der Lebensmittel und dem persönlichen Rhythmus der Mahlzeiten, sollte man auch auf das Esstempo achten. Es gibt einen Hunger-Sättigungs-Mechanismus mit Sitz in der Hirnanhangsdrüse (Hypophyse). Der Körper sendet Botenstoffe aus, die dem Gehirn Bescheid geben, wenn wir satt sind. Wer langsam und genussvoll isst, kann diese Signale wahrnehmen. Schlingen wir das Essen hinunter, merken wir gar nicht, wenn wir genug haben. Dann essen wir meist mehr, als der Körper verarbeiten kann.

Langsames Essen und gründliches Kauen sind im Übrigen nicht nur gut für das Sättigungsgefühl und die Verdauung, sondern auch für das Geschmackserlebnis. Man schmeckt die einzelnen Aromen viel intensiver beim langsamen Essen.

Bitterstoffe reinigen und desinfizieren

Bitterstoffe sind natürliche Gifte, mit denen sich Pflanzen vor Fressfeinden schützen. Für den Menschen sind viele dieser Bitterstoffe sehr gesund. Traditionell werden sie vor allem zur Behandlung von Magen-Darm-Beschwerden eingesetzt. Bei den alten Römern, Hildegard von Bingen und auch in der ayurvedischen Medizin wurden und werden pflanzliche Bitterstoffe sehr geschätzt und erfolgreich eingesetzt, um die Verdauung und besonders den Fettstoffwechsel zu verbessern. So kommen Löwenzahn, Artischocken oder Wildkräuter dann zum Einsatz, wenn unangenehme Befindlichkeitsstörungen wie Blähungen oder Völlegefühl belasten.

Früher enthielten Getreide, fast alle Gemüse- und viele Obstsorten Bitterstoffe und trugen zur natürlichen Regulation des Appetits bei. Heute findet man nur noch wenige Lebensmittel mit einem höheren Bitterstoffgehalt, wie z. B. Chicorée, Radicchio, Rukola und manche Kräuter. Besonders reich sind Wildkräuter, wie z. B. Giersch, Löwenzahn, Bärlauch, Sauerampfer u.v.m. Ihr hoher Gehalt an Bitterstoffen, aber auch an Vitaminen und Mineralstoffen machen sie zu wahrem »Superfood«.

Arm an Bitterstoffen dank Züchtung

Der Verlust der Bitterstoffe in den Lebensmitteln hat dazu beigetragen, dass unsere Geschmacksnerven verkümmert sind und das Verlangen nach milden, süßen Nahrungsmitteln wächst. Bitterstoffe sind natürliche Appetitzügler. Durch den geringen Bitterstoffanteil in der täglichen Ernährung sind wir geneigt, häufig mehr zu essen als nötig.

Bitterstoffe regen die Bildung der Speichel- und Verdauungssäfte in Leber, Galle und Bauchspeicheldrüse an, sodass die Nahrung besser verwertet wird. Sie sind also wichtig für einen gesunden Stoffwechsel und ein stabiles Verdauungssystem.

Die Leber liebt es bitter

Die Leber liebt Bitterstoffe, denn sie steigern die Gallenproduktion, um fetthaltige Nahrung besser verträglich zu machen. Sie können zu hohe Blutfettwerte senken und damit wiederum die Leber entlasten. Bitterstoffe können den Appetit zügeln, das Süßverlangen reduzieren und für ein schnelleres Sättigungsgefühl sorgen. Sie kurbeln den Stoffwechsel an. Auch die Darmflora freut sich über Bitterstoffe – sie wird gestärkt, was das Immunsystem aktiviert und stabilisiert. Ohne die bittere Verdauungsanregung kann der Darm träge werden.

Lebensmittel mit hoher Bitterkraft

Besonders viele bittere Bitterstoffe finden sich in Chicorée, Radicchio, Endiviensalat, Artischocken, Rosenkohl und Löwenzahn. Außerdem in Kräutern und Gewürzen wie Bärlauch, Koriander, Knoblauch, Chili und Kurkuma. Während Bärlauch und Koriander der Leber helfen, Schwermetalle auszuscheiden, kurbelt Knoblauch den Fettstoffwechsel an. Kurkuma regt die Bildung von Glutathion an, das die Zellen vor Giften schützt (siehe Seite 54). Ätherische Öle in Gewürzen und Kräutern wirken in Verbindung mit ihren Bitterstoffen stark entgiftend und entzündungshemmend.

Oregano und Rosmarin fördern die Gallenproduktion. Löwenzahn bekommt eine herausragende Position: Er aktiviert Galle und Leber, reinigt das Blut und regt den gesamten Stoffwechsel an. Das stärkt Nervensystem und Abwehrkraft.

VORTEILE DER BITTERSTOFFE

1. Bitterstoffe entlasten die Leber.
2. Bitterstoffe in der Nahrung regulieren den Appetit.
3. Bitterstoffe vermitteln das Gefühl, satt zu sein, weil die Verdauungssäfte rascher einsetzen und aufspalten.
4. Bitterstoffe reduzieren das Verlangen nach Süßem.
5. Bitterstoffhaltige Lebensmittel, wie Salat (Radicchio, Chicorée, Rukola, Endivien), Gemüse und frische (Wild-)Kräuter (Thymian, Majoran, Liebstöckel, Rosmarin, Sauerampfer, Portulak, Löwenzahn u.v.m.) tun der Figur gut.
6. Bitterstoffe stärken die Darmflora und optimieren die Verdauung.

LEBER-STÄRKENDE LEBENSMITTEL

Die Leber hat so viel im Stoffwechsel zu tun, dass sie für jede Hilfe dankbar ist. Leber-stärkende Lebensmittel, Gewürze und Heilkräuter, wie z. B. Artischocken, Mariendistel oder Löwenzahn, aber auch Kaffee und grüner Tee tun der Leber gut. Sie unterstützen ihre Entgiftungsleistung oder helfen beim Fettabbau.

Natürliche Lebensmittel eignen sich hervorragend, um den Körper mit den nötigen Vitalstoffen zu versorgen und die Entgiftung und Regenerierung der Leber anzuregen.

Artischocke – der Klassiker

Artischocken wirken wie eine Erfrischungskur für die Leber und sind allgemein der Klassiker unter den Leber-stärkenden und -schützenden Lebensmitteln. Neben reichlich Vitaminen und Mineralstoffen punktet sie vor allem mit ihrem hohen Gehalt an Ballaststoffen und Bitterstoffen. Sie liefert z. B. eine große Menge des Bitterstoffs Cynarin, der die Gallenbildung in der Leber anregt und die Ausschüttung des Gallensafts in den Dünndarm fördert. Cynarin und weitere Bitterstoffe helfen der Leber, die Zellen zu regenerieren, und unterstützen sie bei ihrer Entgiftungsarbeit.

Wertvolle Inhaltsstoffe der Artischocke schützen die Leber vor freien Radikalen. Das sind aggressive, sehr aktive Verbindungen, die die Zellen im ganzen Körper schädigen können. Sie fallen zwar bei jeder Stoffwechselreaktion an und sind ein physiologisch normales Begleitprodukt des Stoffwechsels. Und weil die Leber die Stoffwechselzentrale ist, werden dort auch viele freie Radikale gebildet. Mit einer lebergesunden Ernährung, hier besonders mit dem Verzehr von Artischocken, nehmen wir viele Schutzstoffe auf und können uns so vor freien Radikalen schützen.

Die Artischocken lassen sich vielseitig verwenden, ob in der Suppe, im Salat, als Snack oder Artischockenblätter-Tee – jeder findet seinen Favoriten. Das Rezept für Leber-stärkende Tees mit Artischockenblättern finden Sie auf Seite 52, köstliche Rezeptideen ab Seite 93ff.

Der Bitterstoff Cynarin bleibt durch Kochen und Einlegen weitgehend erhalten. Man kann auch etwas von der Lake, in die die Artischocken eingelegt sind, beim Zubereiten verwenden.

Artischockensäfte

Gerne wird auch zu Heilpflanzensäften gegriffen, da es eine bequeme Art ist, die wertvollen Inhalts-

SO KOCHT MAN ARTISCHOCKEN

Manch einer scheut sich, frische Artischocken zuzubereiten. Dabei ist es recht einfach: Für die Zubereitung die Stiele entfernen und die untersten sehr harten Blätter mit einem Messer absägen. Wer mag, entfernt auch die Stacheln der Blütenblätter, indem er den oberen Teil mit einer Küchenschere abschneidet.

Die Artischocken an den Schnittstellen mit Zitronensaft beträufeln, damit sie sich nicht verfärben, dann in reichlich Salzwasser mit einem guten Schuss Zitronensaft zugedeckt ca. 30–45 Minuten kochen. (Im Schnellkochtopf 10–12 Minuten)

Für die Garprobe ein Blatt herauszupfen: Löst es sich leicht, sind die Artischocken verzehrbereit.

Die Blätter selbst isst man nicht mit, sondern man zieht sie ab, kann den Blattansatz etwas auslutschen und genießt schließlich das Herz der Artischocke.

Tipp: Werfen Sie den Kochsud nicht weg! Trinken Sie ihn in kleinen Schlucken über den Tag verteilt. Er enthält viele gesunde Bitter-, Schleim- und Gerbstoffe, die der Leber, Galle und den Nieren zugutekommen.

---

stoffe der Artischocke zu sich zu nehmen. Natürlich sind frisch zubereitete Säfte die beste Wahl, aber leider ist die Prozedur auch sehr aufwendig. Daher sollte man beim Kauf von Artischockensaft auf Bio-Qualität und beim Etikett auf folgende Hinweise achten: »naturbelassen«, »naturrein« und »ohne Zusätze«. Produkte mit sehr guter Qualität sind im gut sortierten Reformhandel erhältlich.

Kapseln, Tabletten oder Dragees

Sie werden aus getrockneten Artischockenblättern hergestellt. Achten Sie darauf, dass mindestens 600 mg Artischockenblätterextrakt enthalten sind. Nur so profitiert die Leber.

VORSICHT Artischockenpräparate können in Wechselwirkung mit blutgerinnungshemmenden Mitteln, wie z.B. Wafarin, gehen und deren Wirkung abschwächen.

Avocado – die Geheimnisvolle

Die Avocado ist bei uns sehr beliebt. Doch kaum einer kennt wirklich ihre guten Vorzüge. Am bekanntesten ist wohl, dass sie ein hervorragender Lieferant für ungesättigte Fettsäuren ist. Mit rund 15 Prozent bietet sie den höchsten natürlichen Fettgehalt aller Früchte – und zwar ohne Cholesterin!

Für mehr geistige Frische und Vitalität sorgt die spezielle Zucker- bzw. Kohlenhydratverbindung Mannoheptulose, die den Blutzuckerspiegel senken kann. Der Blutzucker- und Insulinspiegel wird nach dem Avocadoverzehr nur gering belastet, und die Leber wird geschont. Doch das ist noch nicht das ganze Geheimnis der Avocado: Sie liefert den höchsten Vitamin-B-Gehalt aller Früchte, und enthält reichlich schützende Antioxidanzien wie die Vitamine A, C und E. Sie sind also wahre Powerfrüchte für unsere Gesundheit.

Das Entscheidende ist, dass die Avocado einen ganz besonderen Stoff enthält, nämlich Glutathion. Dieser schützt die Zellen des gesamten Organismus und insbesondere die Leber vor freien Radikalen, damit sie bei Leberzellen keinen Schaden anrichten können.

In der Küche ist die Avocado heiß geliebt. Häufig wird sie verwendet als Basis für Salatdressings und zur Zubereitung von Dips und Saucen. Ob roh oder gekocht, die Avocado findet viele Fans.

BEACHTE Die Avocado ist eines der gesündesten Lebensmittel überhaupt. Dem gesundheitlichen Nutzen für den Körper und der Leber steht jedoch auch die Tatsache entgegen, dass für ihren Anbau sehr viel Wasser benötigt wird. Daher ist ein moderater Verzehr von Avocados anzustreben. Wer hin und wieder seinen Speiseplan mit einer Avocado bereichert, unterstützt seine Gesundheit und trägt auch zum ökologischen Gleichgewicht bei.

Rote Bete – die Vielfältige

Die Rote Bete führt meist immer noch ein Schattendasein und kämpft um mehr Aufmerksamkeit. Dabei hat sie Großartiges zu bieten. Aus zahlreichen Untersuchungen ist der hohe gesundheitliche Wert der Roten Bete längst bekannt. Sie enthält eine Vielzahl an Nährstoffen, die die roten Knollen bei vielen Erkrankungen auf die Top-10-Liste der empfehlenswerten Lebensmittel bringt.

Laut den Forschungsergebnissen kann man bei regelmäßigem Konsum von Roter Bete bei Krankheiten, wie z. B. Diabetes, Alzheimer, Gelenkbeschwerden, Bluthochdruck, Herz-Kreislauf- oder Lebererkrankungen Verbesserungen erwarten. So kann die Rote Bete die Stickstoffproduktion anregen und damit die Insulinsensitivität der Zellen deutlich verbessern. Dadurch kann der Blutzucker, was insbesondere bei Diabetikern wichtig ist, besser kontrolliert werden, und die Leber wird entlastet. Die Leber profitiert auch von dem sekundären Pflanzenstoff Betanin, der in Roten Beten in nennenswerten Mengen enthalten ist und ihnen ihre Farbe gibt. Durch Betanin werden die Leberzellen angeregt. Auch unterstützen die Wirkstoffe der Roten Beten, dass Stoffwechselendprodukte und Toxine zügig ausgeschieden werden können.

Rosenkohl – der »Ausputzer«

Bitteres grünes Gemüse tut der Leber allgemein gut und sollte auf keinem Speiseplan fehlen. Rosenkohl zählt zu einem der absoluten Top-Favoriten, wenn es um die Reinigung der Leber geht. Er hat eine schier unübersehbare Vielfalt an wertvollen Pflanzenstoffen, insbesondere die Schwefelverbindungen sind für die Leber überaus wohltuend.

Schwefel entgiftet

Natürlich enthalten auch seine botanischen Verwandten, wie z. B. Brokkoli, Blumenkohl oder Rot- und Weißkohl, diverse Schwefelverbindungen, die jedoch längst keine so hohe Entgiftungswirkung in der Leber haben wie der Rosenkohl. Dessen schwefelhaltige Substanzen bieten gleich zwei Vorteile für die Leber: Tief- und festsitzende Giftstoffe können sie leichter lösen und gleichzeitig binden sie diese. Das ist gut, denn im gebundenen Zustand können die Giftstoffe weniger Schaden anrichten. Mit ihnen im Schlepptau werden die Schwefelverbindungen auf direktem Wege zu Nieren oder Darm transportiert und entsorgt. Rosenkohl ist also ein idealer Entgifter!

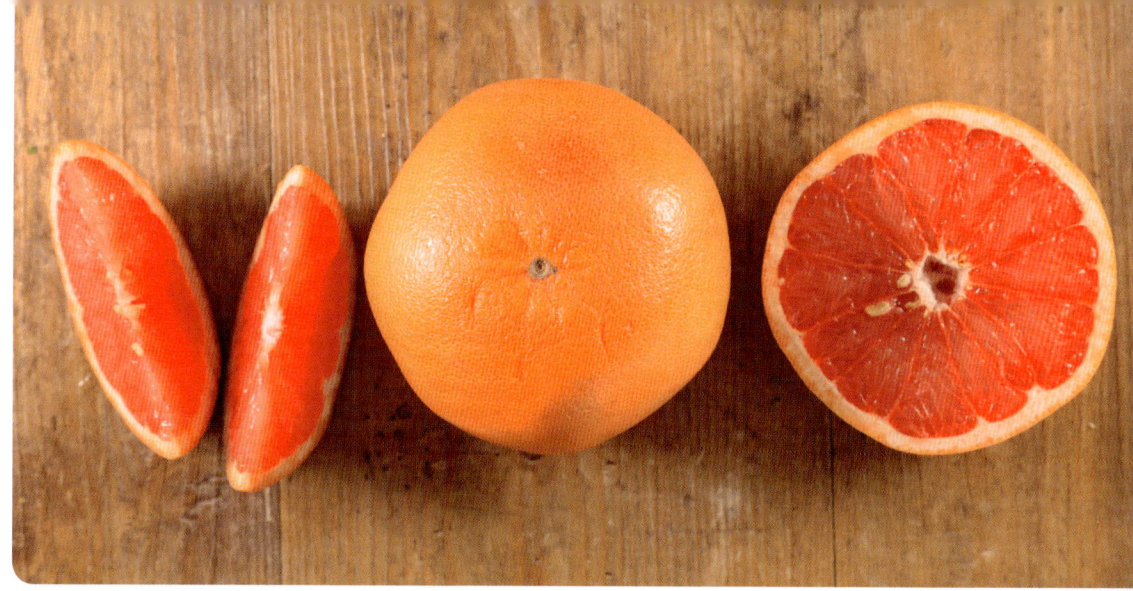

Grapefruits sind besonders lebergesund dank ihrer Bitterstoffe und des geringen Fruchtzuckergehalts.

Löwenzahn – nicht nur Pusteblume

Löwenzahn kommt in Massen auf Wiesen, Weiden und Äckern vor. Er ist ein äußerst wirksames Pflanzentonikum. Besonders im Frühjahr besitzt er eine intensive blutreinigende Kraft. Sein alter Name »Bettseicher«, den der Volksmund ihm gegeben hatte, weist auf eine wichtige Anwendung dieser Pflanze hin: die Ausschwemmung schädlicher Stoffe aus dem Körper. Reich an Mineralstoffen, Vitaminen und Enzymen wirkt Löwenzahn belebend auf alle Körperfunktionen. Er unterstützt die Entgiftung der Leber, indem er die Produktion der Gallenflüssigkeit in der Leber anregt und so zu einem positiven Fettstoffwechsel beiträgt. Löwenzahn unterstützt die Leberfunktionen – eine wichtige Grundlage zum Schutz vor Fettleber.

Verwendung

Löwenzahnblätter und -wurzeln werden meist für Tee verwendet (siehe Seite 52). Aber auch frische, junge Blätter können ihre positive Wirkung in Salaten, Smoothies oder fein geschnitten über eine Suppe gestreut entfalten.

Grapefruit – die Königsfrucht

Naringin heißt der sekundäre Pflanzenstoff aus der Gruppe der Flavonoide, der für den bitteren Geschmack sorgt und die Grapefruit zu einem wirksamen Mittel bei Fettleber werden lässt. Der Pflanzenstoff soll den Abbau von Cholesterin und Fett unterstützen und die Insulinempfindlichkeit der Zellen verbessern. Darüber hinaus regen Bitterstoffe und Fruchtsäuren der Grapefruits die Produktion des Magensaftes an und erleichtern somit die Verdauung.

Verwendung

Grapefruits werden am besten pur verzehrt, da das wirksame Naringin bereits im rohen Zustand in der geeigneten Form für die Verstoffwechselung vorliegt. Ebenso gesundheitsförderlich ist Grapefruitsaft, der am besten mit Wasser gemischt wird. Grapefruits zählen zu den wenigen Obstsorten, die

VORSICHT WECHSELWIRKUNGEN

Wer Medikamente einnimmt, z. B. Blutdruckmittel, Antiallergika, Schmerzmittel, Herz- oder Krebsmedikamente, sollte trotz positiver Wirkung auf die Leber besser auf Grapefruits und Grapefruitsaft verzichten. Ihr Inhaltsstoff Naringin kann die Wirkung der Medikamente verändern. Ähnliche Effekte wie Grapefruit haben auch Pampelmusen, Bitterorangen und Pomelo-Früchte.

einen recht niedrigen Fruchtzuckergehalt aufweisen und deren Verzehr keine zusätzliche Belastung für die Leber bedeutet – sofern darauf verzichtet wird, sie zusätzlich mit Zucker zu bestreuen.

Zitronen – Entgiften leicht gemacht

Die Zitrone gilt als echte Heilpflanze. Schon die alten Römer schätzten die saure Frucht – wohlgemerkt die gesamte Frucht mitsamt der Schale – als wertvolles Gegenmittel gegen verschiedenste Giftstoffe. Ihr großer Anteil an Vitamin C stärkt nicht nur das Immunsystem, sondern unterstützt auch die Leber. Vitamin C fördert die Produktion von Glutathion in der Leber, ein Enzym, welches Giftstoffe neutralisiert und die Entgiftung der Leber fördert. Der Zitronensaft regt auch die Bildung der Gallenflüssigkeit an.

Auch die Schale der Zitrone ist keinesfalls nutzlos und zu wesentlich mehr als nur als Backzutat zu gebrauchen. Das darin enthaltene Pektin hat nämlich gelierende Eigenschaften und vermag durch seine starken Bindungskräfte Gift- und Schlackenstoffe aufzunehmen und auszuscheiden. Wenn man die Schale verzehren möchte, sollte man beim Einkauf auf unbehandelte Früchte aus biologischem Anbau achten.

VERWENDUNG Zitrone kann pur verzehrt oder als Saft in verschiedene Speisen gegeben werden, z. B. zu Fisch, Salatsaucen oder in den Tee.

Apfelessig – lässt Fett schmelzen

Apfelessig hilft bei vielen organischen Beschwerden. Die meisten denken nur dann an Apfelessig, wenn sie sich mit dem Thema Abnehmen beschäftigen. Wird doch immer wieder berichtet, dass er den Fettabbau unterstützen soll. Das hört sich zwar gut an, aber stimmt das wirklich? Ja, tatsächlich geht man heute davon aus, dass sekundäre Pflanzenstoffe, wie z. B. Quercetin, Kämpferol oder Hesperidin, neben ihrer antioxidativen Wirkung und ihrem positiven Einfluss auf das Immunsystem, auch den Fettstoffwechsel ankurbeln können. Sie regen nämlich die Mitochondrien, die Kraftwerke in unseren Zellen, an, sich häufiger zu teilen. Mehr Mitochondrien in den Zellen bedeutet, dass auch mehr Fett und Kohlenhydrate verbrannt werden können.

Gleichzeitig können die Säuren im Apfelessig den Abtransport der Fette aus der Leber unterstützen. Das entlastet sie und baut Entzündungen vor.

VERWENDUNG Apfelessig kann pur oder mit Wasser verdünnt getrunken werden. Am besten vor den Mahlzeiten, damit die wirkungsvollen Inhaltsstoffe schnell zur Leber gelangen. Die saure Essenz ist besonders wirksam, wenn sie über mehrere

Wochen angewendet wird. Apfelessig lässt sich darüber hinaus auch für Salatdressings sowie beim Kochen von Fleisch- und Fischgerichten einsetzen.

APFELESSIG-DRINK

1 Glas lauwarmes Wasser (200 ml)

2 TL Bio-Apfelessig

1 Prise Salz

Alle Zutaten mischen und am besten vor dem Frühstück trinken, so kann der Stoffwechsel schnell angekurbelt werden.

Kurkuma – die Farbintensive

Wer bei Gallen- und Leberbeschwerden auf chemische Substanzen verzichten möchte, hat mit Kurkuma einen idealen Partner gefunden. Kurkuma als frische Knolle oder Pulver enthält Inhaltsstoffe, die sich positiv auf Galle und Leber auswirken. Ausschlaggebend für diese günstige Wirkung ist vor allem die Kombination der Inhaltsstoffe. So findet man den Wirkstoff Curcumin, der in Verbindung mit den zahlreichen Antioxidanzien, die ebenfalls in Kurkuma enthalten sind, die Fettverdauung unterstützen und zu einer besseren Entgiftungsleistung der Leber beitragen kann.

Darüber hinaus wirkt Curcumin entzündungshemmend und fördert den Gallenfluss. Regelmäßiger Konsum des Gewürzes kann Beschwerden wie Völlegefühl, Bauchschmerzen, Übelkeit, Sodbrennen oder Erbrechen deutlich mildern.

Gallensteine müssen keine Beschwerden verursachen, können aber unter Umständen zu Gallenkoliken führen. Besonders wenn sie die Gallengänge verstopfen, kommt es zu extrem unangenehmen Schmerzen.

Gallensäure kann Cholesterin aufnehmen und so zur Ausscheidung vorbereiten. Beide Anteile sollten in einem ausgeglichenen Verhältnis zueinander sein. Bei Cholesterinüberschuss oder Gallensäuremangel kristallisiert Cholesterin aus, und es können sich allmählich Gallensteine bilden. Hier kann Kurkuma helfen, denn es erhöht die Löslichkeit der Gallenflüssigkeit. Damit kann erreicht werden, dass Gallensäure und Cholesterin wieder in einem ausgeglichenen Verhältnis vorliegen. Um diesen positiven Effekt zu nutzen, Kurkuma täglich verzehren.

Als vorbeugende Maßnahme sind etwa 1-2 g Kurkumaknolle oder -pulver in Bio-Qualität ideal zum Kochen und Würzen. Im Lebensmittelverbund wird meist gleichzeitig Fett mit aufgenommen, sodass der wertvolle Wirkstoff Curcumin leichter resorbiert werden kann.

Kurkuma als Nahrungsergänzungsmittel in Form von Kapseln liefern meist höhere Curcuminmengen. Sie werden überwiegend für therapeutische Zwecke empfohlen.

VERWENDUNG Kurkuma kann als Gewürz in zahlreiche Gerichte gegeben werden, in Gemüse, Suppen, Eintöpfe oder zum Würzen von Fleisch. Auch als Tee lässt sich Kurkuma gut genießen!

KURKUMA-TEE

250 ml heißes Wasser

½ TL Kurkumapulver

1 Msp. Ingwerpulver

1 Prise schwarzer Pfeffer

1 EL Sojadrink

½ TL Honig nach Belieben

Wasser zum Kochen bringen. Kurkuma-, Ingwerpulver und Pfeffer mischen und mit dem heißen Wasser übergießen. Etwas abkühlen lassen, den Sojadrink dazugeben und nach Belieben mit etwas Honig süßen.

Den Tee möglichst warm trinken.

Rote Chilischote – die »Feurige«

Chilischoten sind bekannt für ihre Schärfe, die durch den Stoff Capsaicin verursacht wird. So wie Capsaicin auf der Zunge brennt, so »wärmt« es auch die Leber. Das bedeutet, dass der Wirkstoff Capsaicin die Durchblutung der Leber anregt. Es strömt mehr frisches Blut in die Leber und kann sie mit Nährstoffen versorgen. Damit ist es möglich, dass sich geschädigte Leberzellen schneller regenerieren. Die Inhaltsstoffe der Chilischoten wirken weiterhin anregend auf Magen, Darm und Blase. Auch auf die Verdauung haben sie positiven Einfluss und können dazu beitragen, dass Giftstoffe schneller über den Darm ausgeschieden werden.

Mariendistel – alte Heilpflanze

Die Mariendistel zählt zu den ältesten Heilpflanzen überhaupt und zu den am besten untersuchten Pflanzen. Das Gewächs aus der Familie der Korbblütler enthält u. a. die Substanz Silymarin, die den natürlichen Schutzmantel der Leberzellen stärkt. Silymarin verändert die Zellmembranen, wodurch Schadstoffe schwerer eindringen können.

Auch für die Regenerationsfähigkeit der Leber hat sich diese Substanz als sehr vorteilhaft erwiesen. Sie kann die Proteinbildung anregen und unterstützt auf diese Weise die Neubildung von Leberzellen und die Reparatur geschädigter Zellen. **VERWENDUNG UND EINNAHME** Bei schon weit fortgeschrittener Lebererkrankung kann es sinnvoll sein, Mariendistel-Extrakt (in der Apotheke erhältlich) einzunehmen, da der Wirkstoff Silymarin hier in konzentrierter Form vorliegt. Er kann schneller und besser wirken.

Mariendistel lässt sich auch vorbeugend als Tee genießen. Dafür die getrockneten Mariendistel-Früchte (erhältlich in Apotheke und Reform-

Kaffee ist längst nicht so schädlich, wie man früher annahm. Ganz im Gegenteil!

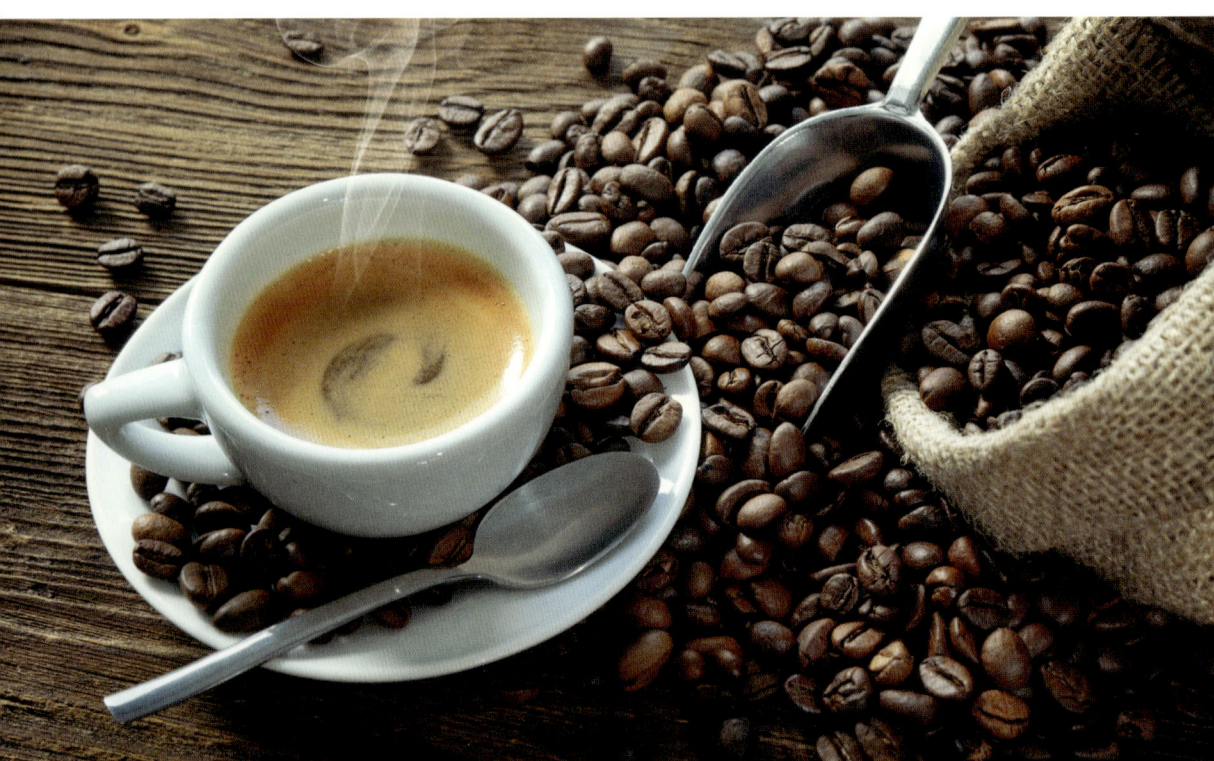

handel, möglichst in Bio-Qualität) zuvor quetschen, am besten mit einem Mörser, damit der Wirkstoff besser freigesetzt werden kann.

MARIENDISTEL-TEE

1-2 TL getrocknete Mariendistel-Früchte im Mörser zerdrücken und mit 200 ml heißem Wasser übergießen. 10 Minuten zugedeckt ziehen lassen und abseihen.

1 Tasse Tee nach dem Essen genießen.

Kaffee – mit Leberschutz

Das Lieblingsgetränk der Deutschen kann mehr als nur wach machen. Über kaum ein Getränk wird so häufig diskutiert wie über Kaffee. Lange Zeit galt er als »pures Gift«. Er soll angeblich das Herz belasten, den Magen reizen und sogar Nerven schädigen.

In kürzerer Vergangenheit wird Kaffee häufig in einem positiveren Licht dargestellt. So haben Untersuchungen bestätigt, das sich zwei bis drei Tassen Kaffee pro Tag durchaus positiv auf den Organismus auswirken können. Auch die Leber kann profitieren. Die positive Wirkung wird durch Koffein und Chlorogensäure vermittelt. Denn Koffein kann Rezeptoren in der Leber blockieren und somit einer Leberfibrose entgegenwirken.

Fibrose ist eine Vernarbung. Wenn man sich z.B. schneidet, fängt es an zu bluten. Diese Verletzung wird durch den körpereigenen Reparaturmechanismus wieder geschlossen, je nach Tiefe des Schnitts bildet sich härteres Narbengewebe. Ganz ähnlich kann man sich das bei der Leber vorstellen. Leberfibrose ist geschädigtes, vernarbtes Lebergewebe, entstanden durch Entzündungen, die sich bei einer über längere Zeit bestehenden Fettleber bilden. Der Körper versucht, die Schäden an den Leberzellen zu reparieren. Es bildet sich Bindegewebe, um die »Wunden« zu schließen – das Gewebe vernarbt. Bei bestehender Leberfibrose können die Leberfunktionen nur noch teilweise oder gar nicht mehr wahrgenommen werden.

Chlorogensäure wirkt als Antioxidans und kann schädliche freie Radikale abfangen. Sie kann Entzündungsprozesse in der Leber reduzieren und den Abbau von Fettzellen beschleunigen.

TIPP Kaffee immer ohne Zucker trinken, da er der Leber eher schadet.

Auch der hohe Anteil an Bitterstoffen im Kaffee, insbesondere in Espresso, regt die Lebertätigkeit an. Verzichten Sie aber am besten auf die Milch. Sie wirkt wie ein Puffer und reduziert Säuren und wertvolle Bitterstoffe.

Grüner und schwarzer Tee

Bei bestehender Fettleber sollte viel Flüssigkeit getrunken werden. Neben Wasser bieten sich grüner und schwarzer Tee an. Grüner enthält besonders viele Catechine. Das sind Antioxidanzien, die die Leberfunktionen verbessern und die Aufnahme von Fett in die Leber regulieren. Langfristig kann der regelmäßige Genuss von grünem Tee, in Verbindung mit einer Ernährungsumstellung, den Fettgehalt im Körper reduzieren.

Schwarzer Tee senkt den Blutdruck. Das entlastet die Leber, indem Stoffwechselprozesse verlangsamt werden und der Druck auf die empfindlichen Leberzellen reduziert wird. Auch LDL-Cholesterin kann bei regelmäßigem Konsum sinken.

TIPP Beide Teesorten sollten immer frisch getrunken werden. Bereits 2–3 Tassen täglich sind ausreichend für mehr Wohlbefinden.

TEE-REZEPTE FÜR EINE GESUNDE LEBER

Diverse Kräuter aus der Pflanzenheilkunde haben sich zur Entgiftung und Stärkung der Leber bewährt. Ob frisch zubereitet, als Salat, Gemüse oder Suppe oder in kleinerer Dosierung und getrockneter Form als Tee: Die Wirkstoffe können die Leber vielfach unterstützen, angehäufte Giftstoffe freizugeben und auszuscheiden. Gleichzeitig wird die Leberaktivität angeregt und ihr gesundes Wachstum gefördert.

Tees zur Stärkung und Regenerierung der Leber können über den Tag verteilt, als kurmäßige Anwendung, getrunken werden. So leisten Sie ohne großen Aufwand bereits einen täglichen Beitrag zum Schutz Ihrer Leber.

Leber-Entgiftungstee

ZUBEREITUNG 2 TL getrocknetes Löwenzahnkraut (Blätter) mit 200 ml kochendem Wasser übergießen. Den Ansatz 10 Minuten ziehen lassen und abseihen.

ANWENDUNG Trinken Sie 2 Tassen Tee (à 125 ml) täglich zwischen den Mahlzeiten.

TIPP Frischer Löwenzahn kann von März bis Juni gepflückt und selbst getrocknet werden. Manchmal wird er auch schon im Supermarkt angeboten.

Getrocknetes Löwenzahnkraut ist in Kräuterfachgeschäften, Bioläden, Apotheken oder im Internethandel erhältlich.

Leber-Stärkungstee

ZUBEREITUNG 2 TL Mariendistelsamen im Mörser zerstoßen. Diese zusammen mit einigen getrockneten Pfefferminzblättern mit 250 ml kochendem Wasser übergießen. Den Ansatz 15 Minuten ziehen lassen und abseihen.

ANWENDUNG Trinken Sie den Leber-Stärkungstee täglich zu einem beliebigen Zeitpunkt.

INFO Mariendistelsamen sind in der Apotheke oder im Internethandel erhältlich.

Leber-Reinigungstee

ZUBEREITUNG Je 1 TL Pfefferminzblätter, Tausendgüldenkraut, Wermutkraut und Löwenzahnwurzel mit 400 ml kochendem Wasser übergießen. Den Ansatz 5–10 Minuten ziehen lassen und abseihen.

ANWENDUNG Trinken Sie den Tee als Kur 1 Woche lang täglich 3-mal.

TIPP Die Zutaten sind in der Apotheke erhältlich.

Mischen Sie sich gleich eine größere Menge der getrockneten Kräuter und bewahren Sie den Leber-Reinigungstee in einem luftdicht verschlossenen, dunklen Behältnis auf.

Leber-Regenerationstee

ZUBEREITUNG 1 EL getrocknete Artischockenblätter mit ca. 200 ml kochendem Wasser überbrühen. Den Ansatz 5–10 Minuten ziehen lassen und abseihen.

ANWENDUNG Trinken Sie den Tee nur einmal am Tag vor einer beliebigen Mahlzeit.

TIPP Artischockenblätter sind in der Apotheke erhältlich. Achten Sie auf Bio-Qualität, um die Belastung mit Pestiziden und Schwermetallen zu reduzieren.

ENTGIFTUNG – WIE FUNKTIONIERT DAS?

Kein anderes Organ hat die Fähigkeit, sich in dem Ausmaß zu regenerieren, wie die Leber. In der Tat: geschädigte Leberzellen lassen sich mit unterstützenden Maßnahmen wieder reparieren. Erholungs- und Reinigungsphasen sind das A und O. Und wenn wir ihr das richtige Umfeld bieten, arbeitet sie aktiv mit.

Vielleicht denken Sie jetzt: »Ist denn eine Leberentgiftung überhaupt notwendig bei mir? Alkohol trinke ich nicht, und meine Leberwerte sind doch okay.« Nun, Tatsache ist, dass wir permanent Gift- und Schadstoffen ausgesetzt sind – wir nehmen sie über die Haut oder die Nahrung auf. Natürlich kann man durch bewusstes Einkaufen Giftstoffe wie Herbizide oder Pestizide deutlich reduzieren.

Allerdings können wir uns gegen Umweltverschmutzung oder Elektrosmog nur bedingt schützen. Wissen wir immer, wie sauber das Wasser wirklich ist, das wir trinken? Außerdem nehmen viele Menschen täglich oder zeitweise Medikamente ein, die vielleicht Beschwerden lindern, aber auch die Leber nicht unerheblich belasten. Eine Zeit lang mögen die Leberwerte noch nicht auffällig sein, aber vielleicht ist man permanent müde und erschöpft oder leidet unter Schlaf- und Verdauungsstörungen. Diese relativ unspezifischen Symptome können stumme Hilfeschreie der Leber sein. Möglicherweise kann sie nur schwer entgiften und ist überlastet.

Ausscheidung der Giftstoffe

Über Darm, Nieren, Haut und Leber entgiftet sich der Körper und scheidet Schadstoffe und Stoffwechselendprodukte aus. Die Leber spielt dabei eine zentrale Rolle. Sie sorgt dafür, dass schädliche Substanzen in eine wasserlösliche Form übergeführt und ausgeschieden werden können. Für diesen Umbau braucht die Leber bestimmte Enzyme, sogenannte Cytochrome. Die neuen Verbindungen werden nun an andere, schwefelhaltige Substanzen gebunden, und der Körper braucht jetzt viele Vitalstoffe für deren Ausscheidung.

Reichlich B-Vitamine, Vitamin C, Zink und Schwefel sind jetzt gefragt. Außerdem werden viele Antioxidanzien gebraucht, um die bei den Umbauprozessen anfallenden schädlichen freien Radikale abzufangen. Denn diese entstehen reichlich, je mehr Arbeit die Leber zu erledigen hat. Im Klartext heißt das: Reichlich Glutathion, eine schwefelhaltige Aminosäure, reichlich Vitamine, Mineralstoffe und sekundäre Pflanzenstoffe über die Nahrung aufnehmen. Reichlich und abwechslungsreich

Gemüse, Obst, Kräuter, Fisch, Fleisch und pflanzliche Öle sind natürliche Entgiftungshelfer.

Natürlich entgiften mit Vitalstoffen

Die Leber arbeitet rund um die Uhr – entgiften, speichern, umbauen und transportieren – dafür braucht sie nicht nur ausgewählte Kohlenhydrate, Fette oder Eiweißverbindungen, sondern auch viele Mineralstoffe, Vitamine, sekundäre Pflanzenstoffe und Spurenelemente. Das Schöne dabei ist, dass die Leber gar keine großen Mengen an diesen Mikronährstoffen benötigt. Sie sind in zahlreichen Lebensmitteln enthalten, sodass eine lebergesunde Ernährung eigentlich gar nicht schwerfallen dürfte.

Glutathion – das körpereigene Entgiftungseiweiß

Glutathion ist ein Eiweiß, das für Entgiftungsprozesse äußerst bedeutsam ist. Es wird aus den drei Aminosäuren Cystein, Glycin und Glutaminsäure zusammengebaut. Tausende schädlicher Stoffe kann der Körper über diese Substanz entgiften. Glutathion kommt nahezu in allen Zellen vor – in besonders hoher Konzentration aber in den Entgiftungsstationen Milz, Niere, Dünndarm und vor allem in der Leber.

Glutathion wandelt schwer lösliche Gifte, insbesondere Schwermetalle, die sich bereits im Zellinneren festgesetzt haben, in eine wasserlösliche Form um, damit sie leichter aus dem Gewebe herausgeschleust werden können. Gleichzeitig kann Glutathion die Zellen widerstandsfähiger machen, damit sie nicht so viele Schadstoffe ins Innere hindurchlassen.

Effektives Recyclingsystem

Leberzellen profitieren in hohem Maße von einem guten Glutathionstatus – er gewährleistet eine hohe Regenerationskraft der Leber. Geschickterweise ist der Körper in der Lage, Glutathion selbst herzustellen. Ist die Leber aber überlastet oder geschädigt, kann es unter Umständen zu einem größeren Defizit kommen, sie bildet zu wenig Glutathion. Deshalb wird es – als eine Art Sicherungssystem – von ein paar anderen Verbindungen unterstützt. Antioxidanzien, wie z. B. die Vitamine C und E, Alpha-Liponsäure oder Coenzym Q_{10} recyceln verbrauchtes Glutathion, damit es erneut eingesetzt werden kann.

Die Entgiftungskapazität erhalten

Viele pflanzliche Lebensmittel, wie z. B. Brokkoli, Rosenkohl, Blumenkohl, Zwiebeln oder Knoblauch sowie eiweißreiche Lebensmittel wie Fisch, Fleisch, Milchprodukte und Hülsenfrüchte, können die Eigensynthese von Glutathion ankurbeln und die Entgiftungskapazität der Leber auf einem möglichst hohen Niveau halten.

Alpha-Liponsäure – Chef der Antioxidanzien

Die Verbindung Alpha-Liponsäure ist in jeder Körperzelle zu finden. Sie stellt einen weiteren wichtigen Stützpfeiler zur Körperentgiftung dar. Wie keine andere Verbindung besitzt Alpha-Liponsäure herausragende Eigenschaften, die sie zum »Hauptantioxidans« oder »Wächter der Antioxidanzien« macht. Sie ist unverzichtbar, und wir sollten darauf achten, ausreichend versorgt zu sein.

Die Kernaufgabe von Antioxidanzien ist es, genau diese aggressiven, kleinen Radikale zu binden – dadurch verlieren sie ihre zerstörerische Wirkung. Alpha-Liponsäure fühlt sich im wässrigen und fettlöslichen Milieu wohl und fängt überall freie Radikale ein.

Bedarf an Vitamin C & Co. sinkt

Interessant ist, dass sie auch andere, bereits verbrauchte Antioxidanzien, wie z.B. die Vitamine C und E, Glutathion sowie Coenzym Q_{10}, wieder einsatzfähig machen kann, indem sie ihnen das aggressive freie Radikal abnimmt und vernichtet. Das ist für den Organismus durchaus vorteilhaft, denn er benötigt weniger Vitamin C und E, Glutathion oder Coenzym Q_{10}, wenn ausreichend Alpha-Liponsäure im Körper Patrouille läuft.

Last, but not least kann Alpha-Liponsäure Chelate bilden, mit deren Hilfe Schwermetalle, wie z.B. Cadmium, Quecksilber, Blei oder Kupfer, aus Gewebe und Zellen gelöst und über den Urin oder die Gallensäure ausgeschieden werden können.

Auf volle Speicher achten

Damit Alpha-Liponsäure im Körper all diesen Entgiftungsaktivitäten nachkommen kann, müssen die Depots immer gut gefüllt sein. Das können wir aktiv über unsere Ernährung steuern. Besonders reich an Alpha-Liponsäure sind Fleisch, Brokkoli, Erbsen, Spinat, Sprossen, Tomaten und Naturreis.

Cholin

Cholin ist ein lebensnotwendiger Nährstoff, der als semi-essenziell bezeichnet wird. Die fettähnliche

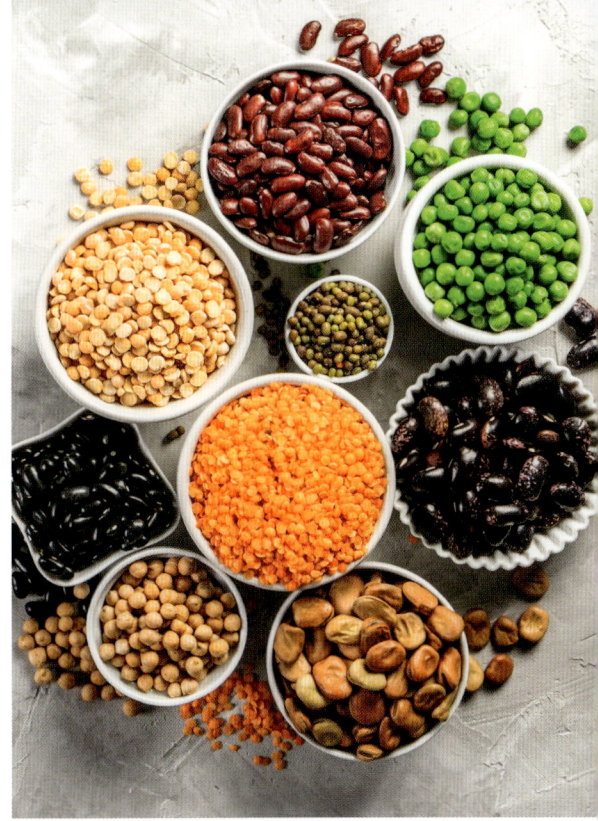

Hülsenfrüchte liefern lebensnotwendige Eiweißverbindungen – Sattessen erwünscht!

Substanz kann aber nur in geringen Mengen vom Körper gebildet werden. Der überwiegende Anteil muss über die Nahrung aufgenommen werden.

Cholin ist für mehrere Organe von großer Bedeutung, der größte Teil wird in Gehirn, Nieren und insbesondere der Leber verbraucht. Mithilfe von Cholin können Medikamentenrückstände, Lebensmittelzusätze, Schwermetalle sowie Pestizide leichter ausgeschieden werden, denn Cholin stimuliert ein Enzymsystem in der Leber, das für den Transport von Triglyzeriden aus der Leber in das Blut zu anderen Organen und Geweben zuständig ist. Auch für den Abtransport von Fett aus der Leber in die Blutbahn ist Cholin von großer Wichtigkeit. Bei Mangel an Cholin wird dieser Transportweg blockiert, und es kommt zur vermehrten Fettansammlung in der Leber – zu einer Fettleber.

Cholin vs. Cholesterin

Wir sollten Cholin-reiche Lebensmittel bevorzugen. Leider liefern diese aber oft auch reichlich Fett und Cholesterin. Da viele Menschen, insbesondere bei bestehender Fettleber, oft unnötigerweise auf Fett und Cholesterin verzichten, leidet zwangsläufig auch die Cholin-Versorgung. Der durchschnittliche Tagesbedarf an Cholin liegt bei ca. 400 mg. Die körpereigene Produktion reicht häufig nicht aus, um den täglichen Bedarf an Cholin zu decken, daher ist die Aufnahme über die Nahrung von immenser Wichtigkeit. Da Cholin jedoch vorwiegend oder in größeren Mengen in tierischen Lebensmitteln enthalten ist, kann eine Unterversorgung bei einer rein veganen Ernährung leichter auftreten und sich negativ auf die Funktionen des Stoffwechsels auswirken.

Coenzym Q10

Die vitaminähnliche, fettlösliche und körpereigene Substanz Coenzym Q10 kommt überall in der Natur vor. Daher trägt sie auch den Beinamen Ubichinon (lat. Ubique für »überall«). Q10 befindet sich in den Mitochondrien, den Kraftwerken der Zellen, und ist maßgeblich an allen Energie liefernden Prozessen beteiligt. In besonders hoher Konzentration kommt Coenzym Q10 deshalb in Organen mit hohem Energiebedarf vor, z. B. im Herzen oder in der Leber. Q10 aktiviert außerdem das Immunsystem, stärkt das Herz und die Nerven und spielt bei der Fettverbrennung eine wichtige Rolle.

Unentbehrlich für die Entgiftung

Wissenschaftler sind sich sicher, dass Coenzym Q10 unentbehrlich ist für die Entgiftungsfunktion und Regenerationsfähigkeit der Leber. Vielleicht ist das auch die Erklärung, warum in der Leber Coenzym Q10 gebildet wird, sofern die dafür benötigten Aminosäuren Phenylalanin und Tyrosin sowie verschiedene B-Vitamine zur Verfügung stehen.

Coenzym Q10 können wir über die Nahrung in Form von Fisch, Fleisch, Hülsenfrüchten, Soja und daraus hergestellten Produkten, Nüssen sowie kalt gepressten Pflanzenölen aufnehmen.

Der Tagesbedarf wird mit ca. 20 – 30 mg angegeben. Mit zunehmendem Alter (ab der Lebensmitte) lässt die Eigenproduktion nach. Dann sollte mehr Coenzym Q10 über die Lebensmittel aufgenommen werden.

CHOLINHALTIGE LEBENSMITTEL

Durchschnittlicher Cholingehalt pro 100 g Lebensmittel

LEBENSMITTEL	CHOLIN
Rinderleber	520 mg
Hühnerei (Kl. M)	270 mg
Hering	179 mg
Sojabohnen	116 mg
Erdnüsse	95 mg
Lachsfilet	65 mg
Brokkoli	42 mg
Blumenkohl	35 mg
Eisbergsalat	31 mg
Vollkornbrot	13 mg

Quelle: Souci-Fachmann-Kraut
»Zusammensetzung unserer Lebensmittel«

Zink – der Alleskönner

In zahlreichen wissenschaftlichen Publikationen wird dokumentiert, dass Lebererkrankungen (Fettleber oder Leberzirrhose) zu einem Zinkmangel führen können. Das kann kritisch werden, denn Zink nimmt eine Schlüsselrolle bei zahlreichen biochemischen Vorgängen ein. So ist es Bestandteil von mehr als 300 Enzymsystemen und damit an einer Vielzahl elementarer Stoffwechselreaktionen beteiligt. Z. B. wäre der Aufbau körpereigener Eiweißsubstanzen und -strukturen wie Wachstumshormon, Schilddrüsenhormone, Haut oder Haare nicht möglich. Auch die Regenerationskapazität der Leber sinkt bei Zinkmangel.

Zinkversorgung

Die Hauptursachen für Zinkmangel können in einer rein pflanzlichen Ernährung liegen, denn die Bioverfügbarkeit von Zink aus pflanzlichen Lebensmitteln ist eher gering. Darüber hinaus können Substanzen, wie Phosphate, Oxalate oder Tannine, die Zinkaufnahme blockieren. Diese Substanzen finden sich in Kaffee, Tee, Spinat, Rhabarber, Wurst, Cola oder Energydrinks.

Auch die Einnahme bestimmter Medikamente, wie z. B. Abführmittel, Antibabypille, Lipidsenker, Antazida (neutralisieren ein saures Magenmilieu) oder Kortisonpräparate, können das Auftreten eines Zinkmangels begünstigen.

Über die Ernährung können wir für eine höhere Zinkaufnahme sorgen: Viel Zink ist beispielsweise in Haferflocken, Vollkorngetreide, Naturreis, Nüssen und Kürbiskernen enthalten. Wichtige Zinklieferanten tierischen Ursprungs sind Fleisch, Milchprodukte und Eier.

> **TIPP**
>
> Die Zinkaufnahme kann verbessert werden durch die zeitgleiche Aufnahme von Vitamin C! Essen Sie frisches Obst (Beeren oder Orangen) im Haferflocken-Müsli oder pressen Sie den Saft einer Zitrone in die Salatsauce oder in Joghurt.

Selen – der Schwermetallfänger

Selen entfaltet seine antioxidative Eigenschaft im Zellinneren. Es aktiviert ein Enzym (die Glutathionperoxidase), das freie Radikale aufnimmt. Ein gutes Glutathion-Schutzsystem kann Zellschäden vorbeugen. Sogar bereits bestehende Zellveränderungen können repariert werden. Mit ausreichender Selenversorgung können Umweltgifte (Cadmium, Blei oder Dioxine aus Zigarettenrauch und Autoabgasen) leichter entgiftet werden.

Alle Entgiftungsprozesse laufen mit Selen leichter ab, denn die Lymphbahnen werden durchlässig gehalten und können so die unerwünschten Giftstoffe besser abtransportieren. Außerdem stärkt Selen das Immunsystem und entlastet die Leber.

Selenlieferanten

Bierhefe und Weizenkeime sind sehr gute Selenquellen und passen zu vielen Speisen. Streuen Sie sie über fertige Gerichte, wie z. B. Suppen, Salate oder Gemüse, und nehmen Sie so mit jeder Mahlzeit eine kleine Extradosis Selen auf. Auch Thunfisch, Forelle, Käse, Eier, Paranüsse, Kürbiskerne, Naturreis, Vollkornbrot, Hülsenfrüchte oder Champignons liefern Zink in nennenswerten Mengen.

Vitamin E – das Fleißige

Das fettlösliche Vitamin E erfüllt unendlich viele Aufgaben im Organismus – die wichtigste ist sicherlich, dass es schädliche freie Radikale fängt. In dieser Funktion kann es die Leber besonders gut vor oxidativem Stress schützen und zur besseren Regenerationsfähigkeit des Organs beitragen. Vitamin E kommt überwiegend im fettlöslichen Milieu, also in Zellmembranen, im Fettgewebe und Nervensystem vor und leistet die meiste Entgiftungsarbeit.

Vitamin E greift auch in den Fettstoffwechsel ein und verhindert eine übermäßige Aufnahme von Fettsäuren in die Leberzellen – ein guter Schutz vor Fettleber.

Bei entzündlichen Lebererkrankungen können zudem Leberzellen absterben, die nach und nach durch narbiges und hartes Bindegewebe ersetzt werden. Dieser Prozess kann mithilfe von Vitamin E reduziert werden.

Vitamin-Lieferanten

Natürliches Vitamin E kommt besonders reichlich vor in kalt gepressten Pflanzenölen, v.a. in Weizenkeim-, Sonnenblumen-, Oliven- und Rapsöl. Weiterhin in Getreidekeimen, Haferflocken, Nüssen, Sonnenblumenkernen, Leinsamen und Gemüse (Grünkohl, Schwarzwurzeln oder Spargel).

Vitamin C – der Zellschutz

Während Vitamin E im fettlöslichen Milieu zu Hause ist, ist Vitamin C wasserlöslich, also in Blut, Lymphe und Zellplasma zu Hause. In diesen Flüssigkeiten bindet es schädliche Substanzen, damit sie leichter ausgeschieden werden können.

Vitamin C schützt die Leberzellen vor oxidativem Stress und kann die Leber vor toxischen Einflüssen von Arzneimitteln, Schwermetallen und anderen chemischen Stoffen schützen.

INFO

Oxidativer Stress

Man spricht von »oxidativem Stress«, wenn es ein Ungleichgewicht gibt zwischen freien Radikalen und Antioxidanzien. Eine hohe Konzentration freier Radikale über einen längeren Zeitraum belastet den Körper und kann gesunde Zellen schädigen. Freie Radikale können im Körper entstehen im Stoffwechselgeschehen, bei Immunreaktionen oder Krankheiten. Auch durch Rauchen, Medikamenteneinnahme, Umweltgifte, Elektrosmog oder starkes Übergewicht kommt es zu einer Flut an freien Radikalen.

Die beste Waffe dagegen sind Antioxidanzien, die diese binden und unschädlich machen können. Gemüse, insbesondere Tomaten, Paprika, Karotten, Brokkoli, Kohl und Obst (vor allem schwarze Johannisbeeren und Heidelbeeren) strotzen nur so vor Antioxidanzien. Darüber hinaus sind reichlich freie Radikalefänger in Wildkräutern wie Brennnessel, Sauerampfer und Löwenzahn sowie in Nüssen enthalten.

DARMREINIGUNG

Im Darm fängt die Gesundheit an! Um die Leber effektiv im Entgiftungsprozess zu unterstützen, ist es sinnvoll, bei einer Leberreinigungskur gleich auch den Darm zu reinigen. Darm und Leber arbeiten sehr eng zusammen, denn schließlich ist der Darm das Organ, das nicht nur die wertvollen Nährstoffe ins Blut abgibt, sondern auch Schadstoffe durchlässt – je nachdem, wie gesund er ist und wie aktiv die Abwehrzellen in der Darmwand arbeiten.

Jeder Gift- oder Schadstoff, der im Darm nicht unschädlich gemacht werden kann, weil z. B. die Darmflora geschädigt ist, erreicht über die Pfortader die Leber. Dann muss sie diese Entgiftungsaufgabe übernehmen. Damit die Leber aber nicht überlastet wird, sollten wir auf einen gesunden Darm achten. Ist das nicht der Fall und ist die Darmwand geschädigt, muss sie sich dringend erholen – durch eine Darmreinigung.

Wenn wir beispielsweise einen Ausflug planen oder eine Geschäftsreise mit dem Auto antreten, dann schauen wir im Vorfeld schon, wo es mögliche Staus gibt und welche Umfahrungsmöglichkeiten der Engpässe sich anbieten, damit wir möglichst schnell ans Ziel kommen. Für die Nahrung, die wir aufnehmen, gibt es keine Alternative. Der Weg ist immer der Gleiche – vom Mund, über Speiseröhre, zum Magen, in den Darm und dann ins Blut. Um Verkehrsbehinderungen zu vermeiden, bleibt im Stoffwechselgeschehen eine einzige echte Alternative: Die Hauptverkehrsader, den Darm, zu pflegen, zu entlasten und gesund zu ernähren.

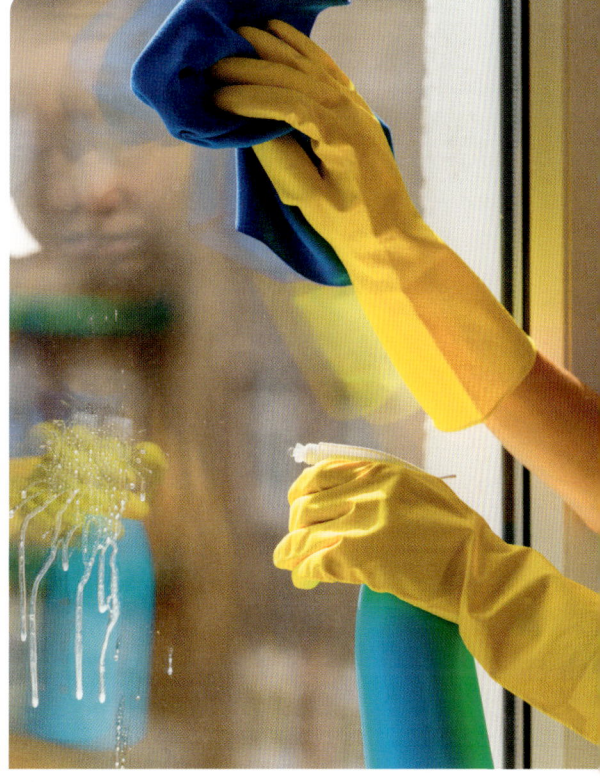

Holen Sie sich Ihre Energie zurück und machen Sie einmal im Jahr eine Leber-Darm-Reinigung.

Darmreinigung mit Bittersalz

15 g Bittersalz in 250 ml lauwarmem Wasser auflösen und nach dem Frühstück trinken. Im Anschluss mindestens 500 ml Wasser trinken. 4 bis 5 Stunden später beginnt in der Regel das Abführen. Wenn es beim ersten Mal nicht zufriedenstellend klappt, kann man den Vorgang am nächsten Tag wiederholen.

Darmreinigung mit Flohsamen

Für eine Darmreinigung 20 – 30 Minuten vor jeder Mahlzeit 1 gehäuften Teelöffel (ca. 10 g) Flohsamenschalenpulver mit 250 ml stillem Wasser zu sich nehmen. Beachte: Trinken Sie mindestens 2–3 Liter, damit die Flohsamenschalen quellen können. Als kurmäßige Anwendung 4–6 Wochen durchführen.

Ruhe und Reinigung

Soll der Darm zur Ruhe kommen und gereinigt werden, sollte man sich sogenannte Entlastungstage vornehmen. Bei der Darmreinigung geht es vor allem darum, den Darm von allen möglichen Reststoffen zu befreien, ihn vollständig zu entleeren. Eine kurzfristige Reinigung erreicht man mit der Einnahme von Bittersalz, hochdosiertes Magnesiumsulfat, oder mithilfe eines Einlaufs. Damit sollte man es jedoch nicht belassen. Wer den Darm längerfristig unterstützen, reinigen und regenerieren möchte, sollte regelmäßig natürliche Lebensmittel verzehren – geschroteter Leinsamen und gemahlene Flohsamen sind die Mittel der Wahl. Die beiden Darmhelfer reinigen nicht nur, sie regen auch die Darmperistaltik (Eigenbewegung des Darms) an und beugen Verstopfung vor.

Flohsamenschalen

Flohsamenschalen zeichnen sich durch eine exzellente Quellfähigkeit aus. Nach der Einnahme kommt es im Darm zu einer Volumenzunahme des Stuhls. Der dadurch entstehende Druck auf die Darmwand regt die Peristaltik an. Die löslichen Ballaststoffe der Flohsamenschalen reinigen den Darm auch von Fäulnisstoffen und Darmgasen.

Zusätzlich wird das Wachstum darmfreundlicher Bakterien gefördert. Dickdarmbakterien zersetzen lösliche Ballaststoffe in kurzkettige Fettsäuren, die wiederum die Cholesterinsynthese in der Leber hemmen und dadurch den Cholesterinspiegel senken können. Außerdem binden die Ballaststoffe Gallensäure, wodurch es zu einer verminderten Rückresorption von Gallensaft ins Blut kommt.

Leinsamen

Ähnlich wie Flohsamenschalen ist auch geschroteter Leinsamen ein guter Schutz der Darmschleimhaut. Die in der Schale enthaltenen Schleimstoffe können nämlich einen die Darmwand schützenden Film bilden. Außerdem wird der Stuhl weicher. Auch hier ist es sehr wichtig, ausreichend Wasser zu trinken, damit der Leinsamen aufquellen kann. Das erhöht das Stuhlvolumen, und die Darmentleerung wird erleichtert.

INFO

Darmreinigung mit Leinsamen

1. WOCHE 3-mal täglich 1 Teelöffel geschroteten Leinsamen mit 100 ml Kefir einnehmen.

2. WOCHE 3-mal täglich 2 Teelöffel geschroteten Leinsamen mit 100 ml Kefir

3. WOCHE 3-mal täglich 3 Teelöffel geschroteten Leinsamen mit 100 ml Kefir

BEACHTE Über den Tag verteilt ausreichend Wasser (ca. 2–3 Liter) trinken!

DANACH Für eine gute Verdauung und einen gesunden Darm kann man einmal am Tag geschroteten Leinsamen mit Kefir zu sich nehmen.

Ähnlich wie Flohsamenschalen kann auch Leinsamen Giftstoffe binden und ausscheiden, damit sie erst gar nicht in die Blutbahn aufgenommen werden. Besonders effektiv kann Leinsamen wirken, wenn er geschrotet mit Kefir kombiniert vor der Mahlzeit verzehrt wird.

Die Darmreinigung ist die Basis für eine Ernährungsumstellung, die den Organismus mit genügend Energie versorgt und gleichzeitig reichlich Vitalstoffe liefert. Außerdem wird so ganz nebenbei auch die gesunde Zusammensetzung der Darmflora gefördert.

Wie schnell erholt sich der Darm?

Das Glaubersalz reinigt den Darm intensiv, danach beginnt die Regenerierung. Das Positive ist, dass sich die Darmzellen recht schnell erneuern, etwa in 3–4 Tagen. Durch unsere Darmreinigungskur

mit Leinsamen und Kefir wird die Darmflora noch zusätzlich aufgebaut und gestärkt.

Während Sie die Darmreinigung durchführen, kommt es, neben der lebergesunden Ernährung (Rezepte ab Seite 66 und 93ff.), auch auf ein ausgewogenes Gleichgewicht zwischen Bewegung und Ruhe an. Körperliche Aktivität unterstützt die Blutzirkulation, fördert das Schwitzen und die Abatmung der gasförmigen Stoffwechselendprodukte über die Lunge. Das erhöht die Entgiftungswirkung. Ruhe unterstützt die allgemeine Regeneration der Organe. Ein Leberwickel (siehe Seite 78f.) kurbelt die Ausscheidung der Gifte über die Leber an.

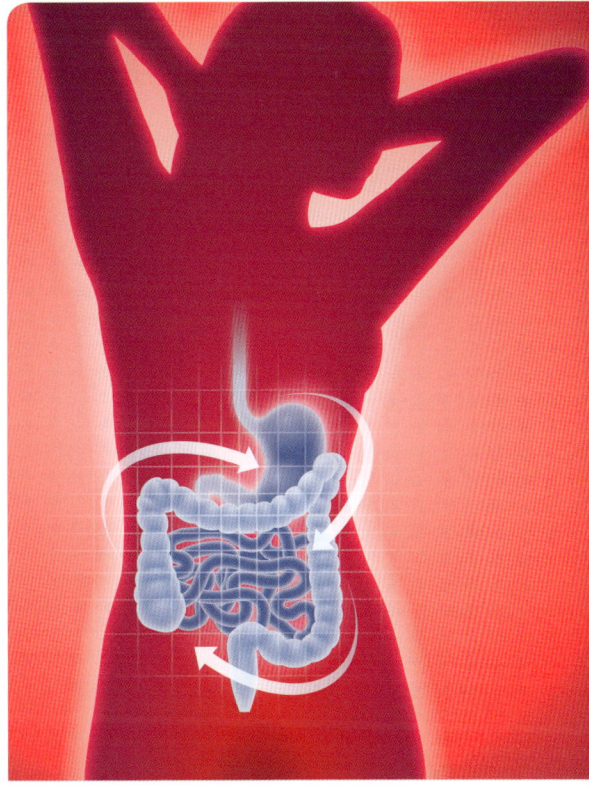

Mit einer gründlichen Darmreinigung können sich geschädigte Darmzellen schon nach wenigen Tagen erholen.

DIE LEBER-DARM-REINIGUNGSKUR

Mit diesem Leberprogramm schicken Sie Ihre Leber zur Kur. Sie kann Giftstoffe schnell und schonend loswerden und sich gleichzeitig regenerieren. Und sie saniert den Darm und schafft damit überhaupt erst die Voraussetzung für eine optimale Leberreinigung und -regeneration.

Erinnern Sie sich, wie es war, als Sie das letzte Mal Urlaub gemacht haben? Vielleicht sind Sie danach frisch erholt wieder in den Arbeitsalltag gestartet und haben sich vorgenommen, »Stressfallen« konsequenter zu reduzieren? Und trotz der guten Vorsätze ist es Ihnen nur für kurze Zeit gelungen? Vielleicht weil sich in Ihrem Umfeld und an den Bedingungen gar nichts verändert hat? Und genau in diese Falle werden Sie nach Ihrer 14-tägigen Leber-Darm-Kur nicht tappen!

Regelmäßig aufräumen

Stellen Sie sich die Leber wie einen Schrank mit vielen Schubladen vor. Es hat unglaublich vieles Platz darin, auch viel Überflüssiges wird hineingestopft. Ist eine Schublade voll, wird die nächste gefüllt usw. Äußerlich betrachtet sieht der Schrank aus wie immer – aber innen wird es eng. Wenn alle Fächer voll sind, quillt der Schrank über und lässt sich nicht mehr richtig schließen. Letzten Endes liegen die Utensilien auf dem Boden. Spätestens jetzt wird es höchste Zeit, aufzuräumen und »auszumisten«.

Und der Moment ist gekommen für eine gründliche Leberentgiftung, die wieder etwas Ordnung ins Gesundheitschaos bringt.

Vorbereitung der Leber-Darm-Reinigung

Für eine Leberentgiftung sollte man sich Zeit nehmen und ein wenig Ruhe gönnen. Starten Sie am besten an einem Wochenende, an dem Sie ganz ohne Termindruck sind, damit Sie die Empfehlungen gelassen umsetzen können. Während der nächsten 14 Tage ist es jetzt das Wichtigste, den Tagesablauf so zu gestalten, dass Sie und damit auch die Leber ausreichend Ruhe haben.

Als Hauptentgiftungszentrale in unserem Körper muss sie jetzt etwas umsorgt werden. Ein großes Potenzial liegt in einem achtsamen Lebensstil, aber auch eine lebergesunde Ernährung mit reichlich Mikronährstoffen sowie weitere begleitende Maßnahmen lassen die Leber »zur Ruhe« kommen – Gifte und Schadstoffe werden ausgeleitet, neue Leberzellen können sich bilden.

Phase 1 – Entlastungstage und Darmreinigung

Herzlichen Glückwunsch – Sie haben sich entschieden, Ihre Leber zur Erholung zu schicken. Starten Sie die nächsten 14 Tage ganz bewusst in die Leber-Darm-Reinigungskur und nehmen Sie sich am Anfang ein paar Minuten Zeit: Wie fühlen Sie sich? Sind Sie sehr müde, leiden Sie unter Konzentrationsschwäche oder haben Sie Probleme mit der Verdauung? Fühlen Sie sich wohl in Ihrer Haut oder haben Sie häufiger Juckreiz? Haben Sie weniger Appetit oder hat sich in der letzten Zeit etwas merklich verändert, sowohl unerklärlicher Gewichtsverlust oder auch Gewichtszunahme?

Halten Sie alles fest und notieren Sie Ihre Antworten, damit Sie Veränderungen nach Beendigen der Leber-Darm-Reinigung leichter beurteilen können. So machen Sie sich bewusst, ob und was sich zum Positiven verändert hat.

Das Leber- und Darm-Reinigungsprogramm startet mit drei Entlastungstagen und einer gründlichen Darmentleerung. Letztere erfolgt mithilfe von Bittersalz (siehe Seite 60), Glaubersalz oder einem Einlauf. Die Entlastungstage erleichtern den Einstieg in die Leberentgiftung und -reinigung. Vorrangiges Ziel ist es in der 1. Phase, die Verdauungsorgane zu entlasten und den Startschuss zum Entgiften und Entsäuern zu geben. Leichte Kost auf Basis von Gemüse und Kartoffeln, wie z. B. Suppen und Smoothies, sowie eine ausreichende Trinkmenge tragen dazu bei. Passende und leckere Rezepte finden Sie ab Seite 66. Gleichzeitig wird der Stoffwechsel angekurbelt. Anfängliche lästige Begleiterscheinungen, wie z. B. quälendes Hungergefühl, Abgeschlagenheit oder ständige Müdigkeit, die man von vielen Entgiftungsprogrammen kennt,

Hören Sie Ihrem Körper zu: Wie geht es Ihnen? Welche Beschwerden haben Sie? Schreiben Sie alles auf, bevor Sie mit der Leberreinigung starten.

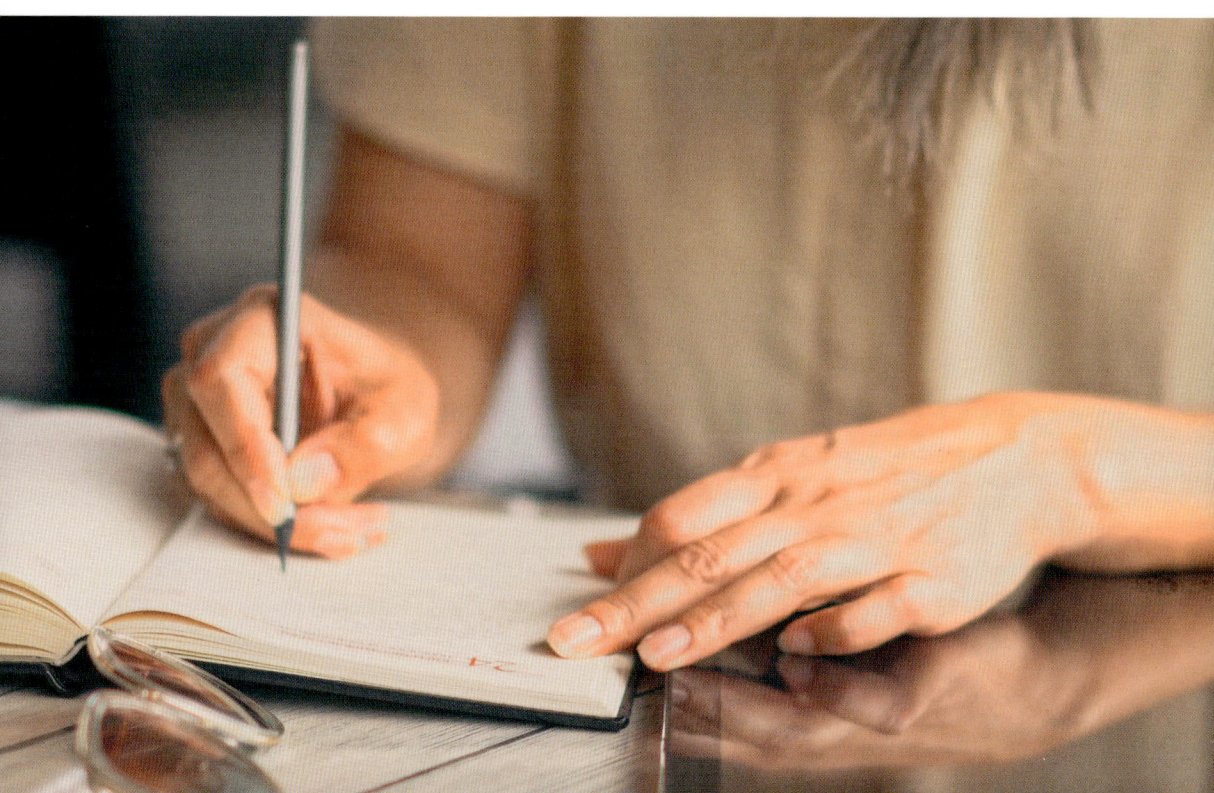

INFO

Zusätzliche Maßnahmen in der 1. Phase – der Entlastung:

- Am 1. Entlastungstag: 30 Minuten nach dem Frühstück – Darmentleerung mithilfe eines Abführsalzes (S. 60)
- Am 2. und 3. Entlastungstag: Darmreinigung mit Flohsamenschalen oder geschrotetem Leinsamen (siehe S. 60f.)
- 3-mal täglich vor jeder Mahlzeit 1 Glas Wasser mit 2 TL Apfelessig (siehe S. 49)
- Leckere lebergesunde Rezepte für die Entlastungzeit finden Sie ab Seite 66.
- Nach dem Mittagessen: 1–2 Tassen grüner Tee
- Nach dem Abendessen: 1 Tasse Leberentgiftungstee (S. 52)
- Zwischen den Mahlzeiten reichlich Wasser trinken.
- Entgiftung unterstützen durch leichte Bewegung an frischer Luft.

---

können auf diese Weise in der Vorbereitungsphase gut abgefangen werden.

Phase 2 – Leber- und Darmentgiftung

Mit den ersten drei Entlastungstagen, der intensiven Darmentleerung und anschließender -reinigung haben Sie den idealen Einstieg für die Leberentgiftung gefunden. Die erste Hürde ist genommen! Der Darm ist quasi die Hauptverkehrsader, und wir sollten alles daran setzen, ihn störungsfrei arbeiten zu lassen.

Im Darm werden alle Nährstoffe aufgenommen und gleichzeitig auch Gift- und Schadstoffe aussortiert. Ist der Darm gesund, können schädliche Stoffe nicht durch die Darmwand dringen, sondern werden ausgeschieden.

In der zweiten Phase der Entgiftung sollte neben der sanften Darmreinigung also auch gleichzeitig die Darmflora aufgebaut werden. Dabei kann eine überwiegend basische und ballaststoffreiche Ernährung sehr hilfreich sein. Passende und leckere Rezepte für die Entgiftungsphase finden Sie ab Seite 66.

Behalten Sie auch für die nächsten Tage die bereits eingeflossenen zusätzlichen Maßnahmen aus Phase 1 bei.

Phase 3 – Leber-Darm- Reinigung und -Stabilisierung

Die erste Kurwoche ist vorbei und sicherlich haben Sie schon erste positive Veränderungen wahrgenommen. Erinnern Sie sich noch an die Bestandsaufnahme vor Antritt der Kur? Gehen Sie die Fragen vom Anfang noch einmal durch (siehe Seite 63) – wie steht es mit Ihren Befindlichkeitsstörungen (Müdigkeit, Konzentrationsschwäche, Verdauung) heute? Auch wenn Sie sich bereits energiegeladener fühlen und das Gefühl haben, schon wieder durchstarten zu können: Gönnen Sie sich und insbesondere der Leber noch eine Woche der Stabilisierung. Genießen Sie Ihr neu gewonnenes Lebensgefühl!

INFO

Zusätzliche Maßnahmen in der 2. Phase – der Entgiftung:

- 3-mal täglich vor jeder Mahlzeit 1 Glas Wasser mit 2 TL Apfelessig (siehe S. 49)
- Darmreinigung mit Flohsamenschalen oder geschrotetem Leinsamen (siehe S. 60f.)
- Leberwickel (siehe Seite 78f.)
- Leckere lebergesunde Rezepte für die Entgiftungszeit finden Sie ab Seite 72.
- Nach dem Mittagessen: 1–2 Tassen grüner Tee
- Nach dem Abendessen: 1 Tasse Leberentgiftungstee (S. 52)
- Zwischen den Mahlzeiten reichlich Wasser trinken.
- Entgiftung unterstützen durch leichte Bewegung an frischer Luft
- Basenbäder (siehe Seite 80)
- Sich bewusst Zeit nehmen zum Entspannen
  (z. B. Atemübungen, Meditation etc.; siehe Seite 83)

Leckere Rezepte für eine lebergesunde Ernährung finden Sie im ausführlichen Rezeptkapitel ab Seite 93.

Eine Woche lang – also in Phase 3 – behalten Sie das Ritual mit dem morgendlichen Apfelessig bei. Auch die Darmpflege mit Flohsamenschalen oder Leinsamen steht noch auf der Tagesordnung.

Genießen Sie auch wenn möglich mindestens zweimal in der Woche ein ausgiebiges Basenbad. Sie finden mehr und mehr Spass an der Bewegung. Nehmen Sie sich Zeit dafür und bauen Sie den Sport in Ihren Alltag ein. In dieser Phase der Kur freut sich Ihre Leber über jede Stunde Schlaf – gönnen Sie sich und Ihrer Leber diese Zeit.

INFO

Zusätzliche Maßnahmen in der 3. Phase – der Stabilisierung:

- Jeden Morgen nach dem Aufstehen: 1 Glas Wasser (ca. 200 ml) mit 2 TL Bio-Apfelessig und 1 Prise Salz trinken.
- 30 Minuten nach dem Frühstück Flohsamenschalen oder geschroteten Leinsamen zu sich nehmen.
- 3 Mahlzeiten pro Tag – leckere lebergesunde Rezepte finden Sie ab Seite 93.
- Zwischen den Mahlzeiten 1–2 Tassen Leber-stärkenden oder -regenerierenden Tee trinken (siehe Seite 52).
- Reichlich Kräutertee und Wasser trinken.
- Leberwickel (S. 78f.), Bewegung (S. 80) und Atemübungen (S. 83) beibehalten.

MORGENS GRÜNE SMOOTHIE-POWER

Für 1 Person

⭐ 50 g Brokkoli

⭐ 50 g Rukola

⭐ 1 Stück Ingwer (ca. 2 cm)

⭐ 1 Apfel

10 Mandeln

⭐ 200 ml grüner Tee, kalt

**Zubereitungszeit:
10 Min.**

1 Brokkoli putzen, waschen und in Röschen teilen. Rukola waschen. Ingwer fein reiben. Apfel waschen, vierteln, Kernhaus entfernen und das Fruchtfleisch in grobe Würfel schneiden. Mandeln grob hacken (einfacher: Mandeln über Nacht einweichen).

2 Brokkoli, Rukola und Ingwer mit der Hälfte des grünen Tees in einen Mixer geben und gründlich pürieren. Mandeln, Apfel und den restlichen Tee dazugeben und erneut kräftig pürieren.

INFO Grünes Blattgemüse ⭐ und Kräuter ⭐, wie z. B. Spinat, Rukola, Brennnessel oder Bärlauch, enthalten viele Bitterstoffe und den grünen Pflanzenfarbstoff Chlorophyll. Sie sind daher von besonderem Interesse für eine gesunde Leber. Sie regen die Produktion der Gallenflüssigkeit an und unterstützen den Körper, Schwermetalle zu lösen und auszuscheiden.

MITTAGS SPINATSUPPE (FOTO)

Für 1 Person

⭐ 150 g frischer Blattspinat

1 Kartoffel

⭐ 1 Knoblauchzehe

1 EL Olivenöl

300 ml Gemüsebrühe

Salz, Cayennepfeffer

Muskatnuss

**Zubereitungszeit:
ca. 20 Min.**

1 Spinat waschen und verlesen. Kartoffel waschen, schälen und in Würfel schneiden. Knoblauch abziehen und fein pressen.

2 Olivenöl in einem Topf erhitzen. Knoblauch und Kartoffel darin etwa 2 Minuten anbraten. Mit Brühe aufgießen, alles zum Kochen bringen und 10 Minuten köcheln lassen.

3 Blattspinat zugeben und weitere 5 Minuten köcheln lassen. Mit Salz, Cayennepfeffer und Muskat würzen. Kurz vor dem Servieren die Suppe pürieren.

ABENDS GEMÜSESUPPE

1 Karotte waschen, schälen und in Würfel schneiden. Fenchel putzen und den Strunk keilförmig herausschneiden. Fenchelgrün hacken und beiseitelegen, Fenchel in feine Streifen schneiden.

2 Sellerie putzen und in feine Ringe schneiden. Brokkoliröschen waschen, schälen und in Würfel schneiden.

3 Petersilie waschen, trockenschütteln und fein hacken. Knoblauch abziehen und durch die Knoblauchpresse drücken.

4 Olivenöl in einem Topf erhitzen. Knoblauch mit Karotten und Brokkoliröschen darin 2–3 Minuten andünsten. Fenchel und Sellerie zugeben und weitere 3 Minuten dünsten.

5 Mit der Brühe aufgießen und Haferflocken dazugeben. Alles zum Kochen bringen und etwa 10 Minuten köcheln lassen. Die Suppe mit Salz und Pfeffer abschmecken.

6 Kurz vor dem Servieren die Suppe mit dem gehackten Fenchelgrün und der Petersilie bestreuen.

Für 1 Person

1 Karotte
½ Fenchelknolle
1 Stange Sellerie
4 Brokkoliröschen ⭐
1 EL Olivenöl
1 Knoblauchzehe ⭐
½ Bund Petersilie ⭐
300 ml Gemüsebrühe
2 EL Haferflocken ⭐
Salz und Pfeffer

**Zubereitungszeit:
ca. 20 Min.**

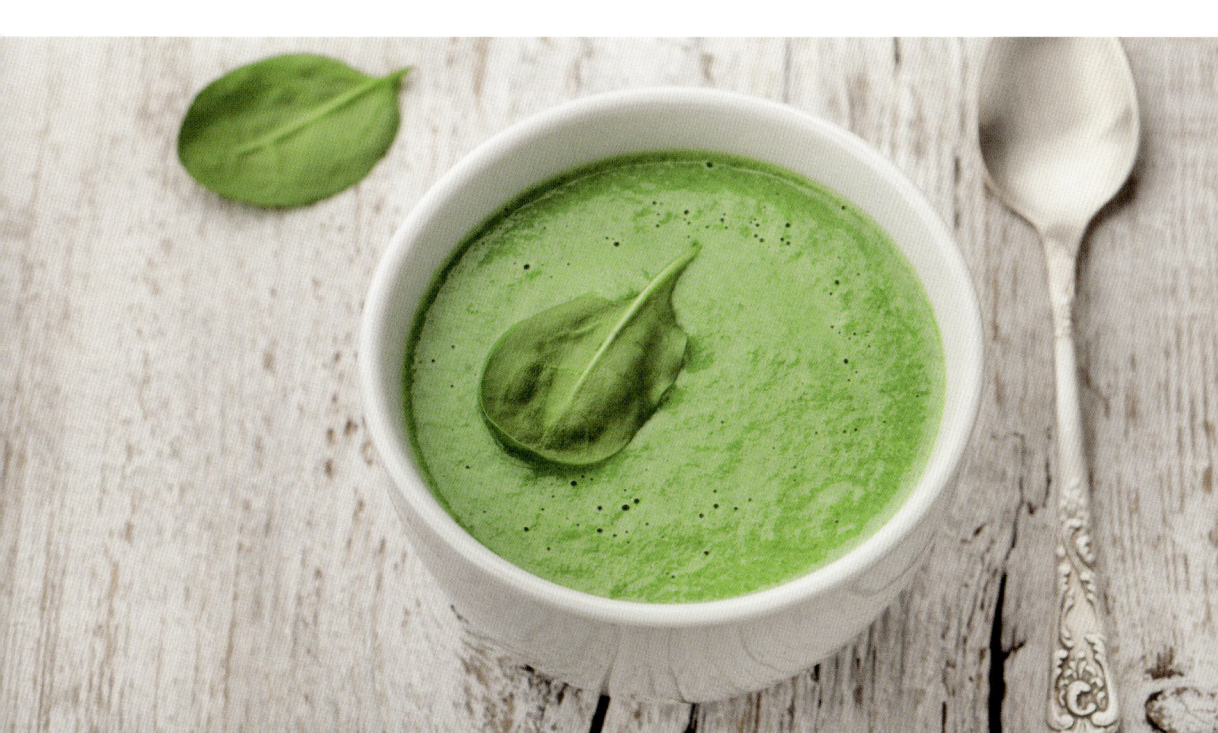

MORGENS GRÜNER APFEL-LEINSAMEN-SHAKE

Für 1 Person

⭐ 50 g Spinat

⭐ 1 Apfel

⭐ 6 Walnusshälften

⭐ 1 EL Kresse

⭐ 200 ml grüner Tee, kalt

1 TL Zimt

⭐ 1 EL Leinsamen, geschrotet

Zubereitungszeit: ca. 10 Min.

1 Spinat waschen und verlesen. Apfel waschen, vierteln, Kernhaus entfernen und das Fruchtfleisch würfeln. Walnüsse grob hacken.

2 Apfel, Spinat und Kresse mit der Hälfte des Tees in einen Mixer geben und kräftig pürieren. Walnüsse, Zimt, geschroteten Leinsamen und den restlichen Tee zugeben und erneut kräftig pürieren.

INFO Walnüsse ⭐ sind inhaltsreiche Nährstoffpakete. Herausragend ist der Gehalt an Omega-3-Fettsäuren, sie liefern aber auch Glutathion und L-Arginin – das sind wichtige Verbindungen, die der Leber helfen, das Zellgift Ammoniak auszuscheiden.

MITTAGS BLUMENKOHL-BROKKOLI-SUPPE

Für 1 Person

100 g Blumenkohl

⭐ 100 g Brokkoli

⭐ 1 Knoblauchzehe

⭐ 2 Löwenzahnblätter

1 EL Hanfsamen

1 EL Olivenöl

⭐ ½ TL Kurkuma

300 ml Gemüsebrühe

Salz und Pfeffer

Zubereitungszeit: ca. 20 Min.

1 Blumenkohl und Brokkoli putzen, waschen und zerteilen. Knoblauch abziehen, fein schneiden. Löwenzahn waschen und grob hacken.

2 Hanfsamen in einem heißen Topf ohne Fett kurz rösten, herausnehmen und beiseitestellen. Olivenöl in den Topf geben und Knoblauch mit Blumenkohl, Brokkoli und Kurkuma 2–3 Minuten dünsten.

3 Mit der Brühe aufgießen, zum Kochen bringen und ca. 12 Minuten köcheln lassen. 2 Brokkoli- und 2 Blumenkohlröschen herausnehmen und die Suppe pürieren. Mit Salz und Pfeffer abschmecken.

4 Die beiseitegelegten Brokkoli- und Blumenkohlröschen wieder in die Suppe geben. Mit Hanfsamen und Löwenzahnblättern bestreuen.

INFO Brokkoli ⭐, Rettich ⭐ und Radieschen ⭐ enthalten Senfölglykoside, die die Leber und Entgiftungsprozesse in Schwung bringen.

ABENDS REIS-GEMÜSE-SUPPE (FOTO)

1 Den Reis in ein Haarsieb geben und mit kaltem Wasser abbrausen. Den Reis mit der Brühe in einen Topf geben, zum Kochen bringen und auf kleinster Flamme ca. 15 Minuten köcheln lassen.

2 Chicorée waschen und in Streifen schneiden. Karotte waschen, putzen und in Scheiben schneiden. Knoblauch abziehen und fein hacken. Petersilie waschen, trockenschütteln und fein hacken.

3 Olivenöl in einer Pfanne erhitzen. Knoblauch, Brokkoliröschen und Champignons 2–3 Minuten dünsten. Chicorée und Kurkuma dazugeben und weitere 2 Minuten dünsten.

4 Gekochten Reis zur Gemüsemischung geben und weitere 5 Minuten garen, bei Bedarf etwas Wasser dazugeben. Mit Salz und Pfeffer abschmecken. Vor dem Servieren die Suppe mit der gehackten Petersilie bestreuen.

TIPP Sehr gut passen auch Pilze ⭐ zur Gemüsesuppe. Nehmen Sie drei Champignons, putzen und schneiden sie in Scheiben und dünsten sie zusammen mit dem Brokkoli einige Minuten an.

Für 1 Person

3 EL Vollkornreis
400 ml Gemüsebrühe
50 g Chicorée ⭐
½ Karotte
1 Knoblauchzehe
½ Bund Petersilie ⭐
1 EL Öl
ein paar Brokkoliröschen ⭐
½ TL Kurkuma ⭐
Salz und Pfeffer

Zubereitungszeit: ca. 25 Min.

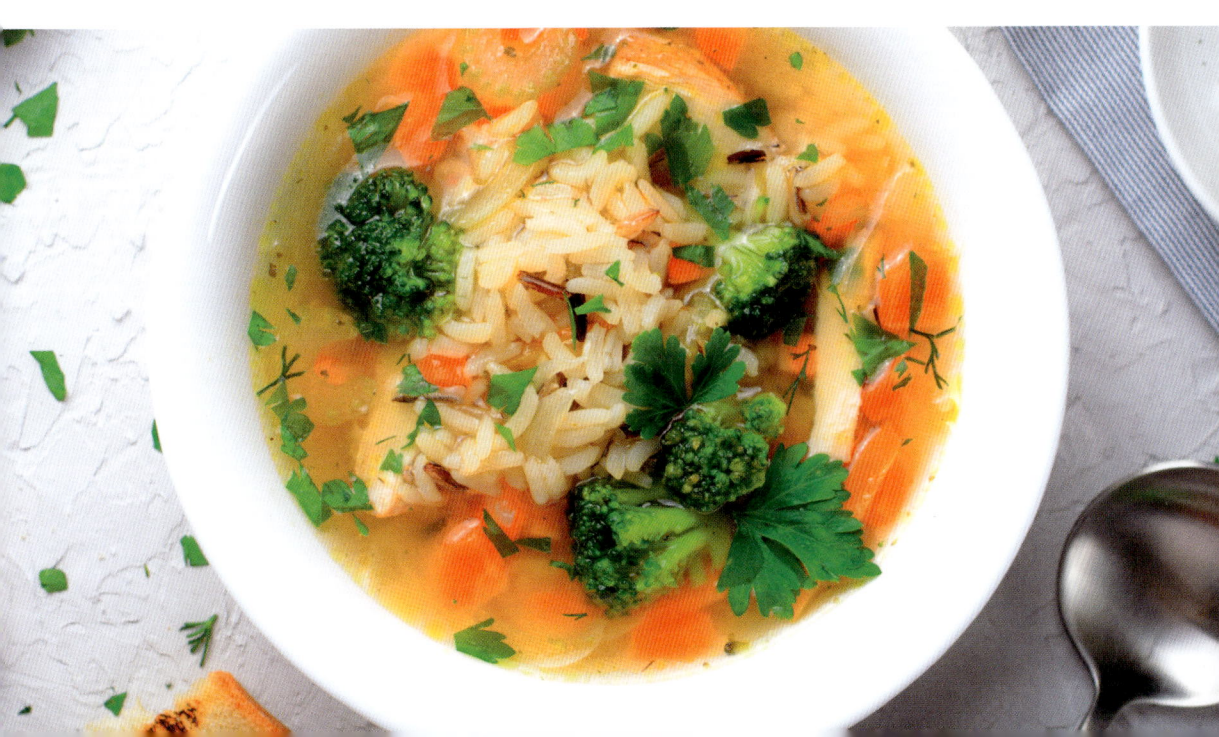

MORGENS INGWER-KURKUMA-SMOOTHIE

Für 1 Person

⭐ 50 g Blattspinat

50 g Cashewkerne

⭐ 1 Apfel

⭐ 1 Stück Ingwer (ca. 2 cm)

⭐ 1 TL Kurkuma

½ TL Zimt

⭐ 200 ml grüner Tee, kalt

**Zubereitungszeit:
ca. 10 Min.**

1 Blattspinat waschen und verlesen. Cashewkerne grob hacken. Apfel waschen, vierteln, das Kerngehäuse entfernen und das Fruchtfleisch in Würfel schneiden. Ingwer fein reiben.

2 Spinat, Ingwer, Kurkuma und Zimt mit der Hälfte des Tees in einen Mixer geben und kräftig pürieren.

3 Cashewkerne und Apfel mit dem restlichen Tee dazugeben und erneut kräftig pürieren.

MITTAGS TOMATENSUPPE MIT PINIENKERNEN (FOTO)

Für 1 Person

1 kleine Zwiebel

1 EL Pinienkerne

⭐ ½ Chilischote

4 Basilikumblätter

1 EL Olivenöl

⭐ ½ TL Kurkuma

⭐ 1 Dose Tomaten

200 ml Gemüsebrühe

Salz und Pfeffer

⭐ 1 TL Leinöl

**Zubereitungszeit:
ca. 15 Min.**

1 Zwiebel abziehen und in feine Würfel schneiden. Pinienkerne in einer heißen Pfanne ohne Öl kurz anrösten, herausnehmen und beiseitestellen. Chili waschen, putzen, entkernen und in feine Ringe schneiden. Basilikum waschen und in feine Streifen schneiden.

2 Olivenöl in einem Topf erhitzen und darin die Zwiebel mit Kurkuma andünsten. Tomaten und Chili dazugeben und mit Brühe aufgießen. Alles zum Kochen bringen und bei kleiner Flamme 10 Minuten köcheln lassen.

3 Die Suppe mit einem Pürierstab mixen. Mit Salz und Pfeffer abschmecken. Vor dem Servieren mit dem Basilikum und den Pinienkernen bestreuen und mit Leinöl beträufeln.

INFO Tomaten ⭐ unterstützen durch ihren hohen Wassergehalt und den Wirkstoff Glutathion die Entgiftungsarbeit der Leber.

ABENDS KARTOFFEL-KAROTTEN-SUPPE MIT INGWER

1 Kartoffel und Karotten waschen, schälen und in Würfel schneiden. Knoblauch abziehen und fein hacken. Ingwer fein reiben. Petersilie waschen, trockenschütteln und fein hacken.

2 Olivenöl in einem Topf erhitzen. Knoblauch, Ingwer, Kartoffeln und Karotten zugeben und 3 Minuten dünsten. Mit der Brühe aufgießen, zum Kochen bringen und bei mittlerer Hitze ca. 15 Minuten köcheln lassen.

3 Anschließend die Suppe pürieren und mit Salz, Pfeffer und Muskat kräftig abschmecken. Vor dem Servieren mit der gehackten Petersilie bestreuen.

INFO Ingwer ⭐ wirkt vor allem aufgrund seiner Scharfstoffe, die den Stoffwechsel anregen, und wodurch Giftstoffe besser ausgeschieden werden können. Die Bildung der Gallensäure sowie die Fettverbrennung werden durch die scharfe Knolle angeregt.

Für 1 Person

1 Kartoffel
2 Karotten
1 Knoblauchzehe ⭐
1 Stück Ingwer (ca. 2 cm) ⭐
½ Bund Petersilie ⭐
300 ml Gemüsebrühe
1 EL Olivenöl
Salz und Pfeffer
etwas Muskatnuss

**Zubereitungszeit:
ca. 25 Min.**

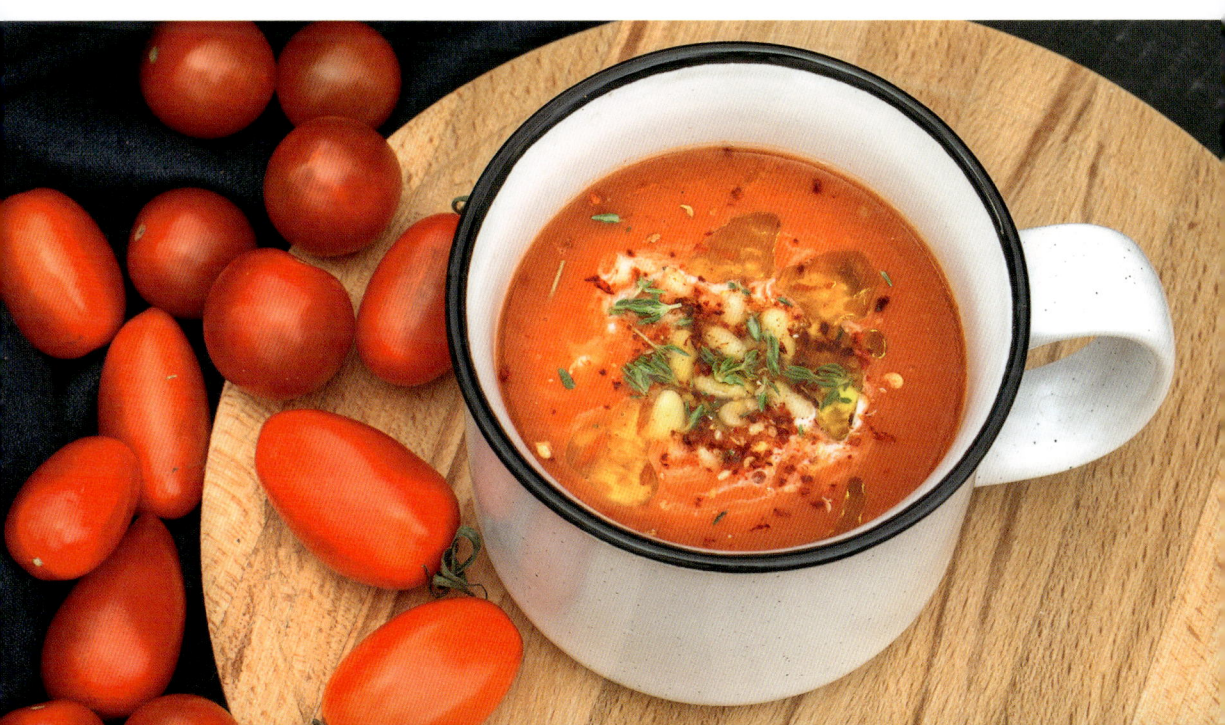

MORGENS BEEREN-GRAPEFRUIT-SMOOTHIE (FOTO)

Für 1 Person

100 g Beeren, tiefgefroren
(Him-, Erd-, Heidelbeeren)

⭐ 1 Grapefruit

⭐ ½ Avocado

½ Vanillestange

250 ml Haferdrink

⭐ ½ TL Kurkuma

**Zubereitungszeit:
10 Min.**

1 Beeren etwas antauen lassen. Grapefruit auspressen. Avocado-fruchtfleisch aus der Schale lösen und in Würfel schneiden. Das Mark der Vanillestange herauskratzen.

2 Beeren, Grapefruitsaft und Haferdrink in einem Mixer gründlich pürieren. Dann Avocado, Kurkuma und Vanillemark dazugeben und erneut pürieren.

MITTAGS SÜSSKARTOFFEL-SCHWARZWURZEL-SUPPE

Für 1 Person

⭐ 1 Süßkartoffel

⭐ 1 Schwarzwurzel

⭐ 1 Knoblauchzehe

⭐ 1 Stück Ingwer (ca. 2 cm)

⭐ ½ Bund Petersilie

⭐ 6 Walnusshälften

1 EL Olivenöl

300 ml Gemüsebrühe

⭐ ½ TL Kurkuma

Salz und Pfeffer

**Zubereitungszeit:
ca. 25 Min.**

1 Süßkartoffel und Schwarzwurzel waschen, schälen und in Würfel schneiden. Knoblauch abziehen und pressen. Ingwer fein reiben.

2 Petersilie waschen, trockenschütteln und fein hacken. Walnusshälften grob hacken.

3 Olivenöl in einem Topf erhitzen. Süßkartoffel und Schwarzwurzel zusammen mit Knoblauch und Ingwer ca. 2–3 Minuten dünsten. Mit Brühe aufgießen, zum Kochen bringen und bei mittlerer Hitze ca. 15 Minuten köcheln lassen. Mit Kurkuma, Salz und Pfeffer würzen.

4 Die Suppe mit einem Pürierstab sämig mixen, in einen Teller geben und mit Petersilie und Walnusskernen bestreuen.

INFO Präbiotika sind Ballaststoffe, wie z. B. Inulin und Pektin, die die »guten« Darmbakterien ernähren. Nennenswerte Mengen liefern v.a. Äpfel, Schwarzwurzeln, Chicorée, Bananen oder Leinsamen.

ABENDS RETTICH-SÜSSKARTOFFEL-SUPPE

1 Rettich und Süßkartoffel waschen, schälen und in Würfel schneiden. Zwiebel abziehen und in feine Würfel schneiden.

2 Olivenöl in einem Topf erhitzen und Zwiebel, Süßkartoffel und Rettich ca. 3 Minuten andünsten.

3 Kurkuma dazugeben, kurz umrühren und mit Brühe aufgießen. Alles zum Kochen bringen und bei mittlerer Hitze ca. 15 Minuten köcheln lassen.

4 Schnittlauch waschen, trockenschütteln und in feine Ringe schneiden. Sonnenblumenkerne in einer heißen Pfanne ohne Fett kurz rösten und beiseitestellen.

5 Nach Ende der Garzeit die Suppe mit einem Pürierstab mixen, mit Salz und Pfeffer kräftig würzen. Die Suppe in einen Teller geben und mit Schnittlauch und den gerösteten Sonnenblumenkernen bestreuen.

INFO Rettich ⭐ enthält, ähnlich wie Brokkoli, Senfölglykoside, die die Leber- und Gallentätigkeit anregen. Süßkartoffeln sind ballaststoffreich und unterstützen die Verdauung.

Für 1 Person
1 Rettich ⭐
1 Süßkartoffel ⭐
½ Zwiebel
1 EL Olivenöl
½ TL Kurkuma ⭐
250 ml Gemüsebrühe
½ Bund Schnittlauch
1 EL Sonnenblumenkerne
Salz und Pfeffer

**Zubereitungszeit:
ca. 25 Min.**

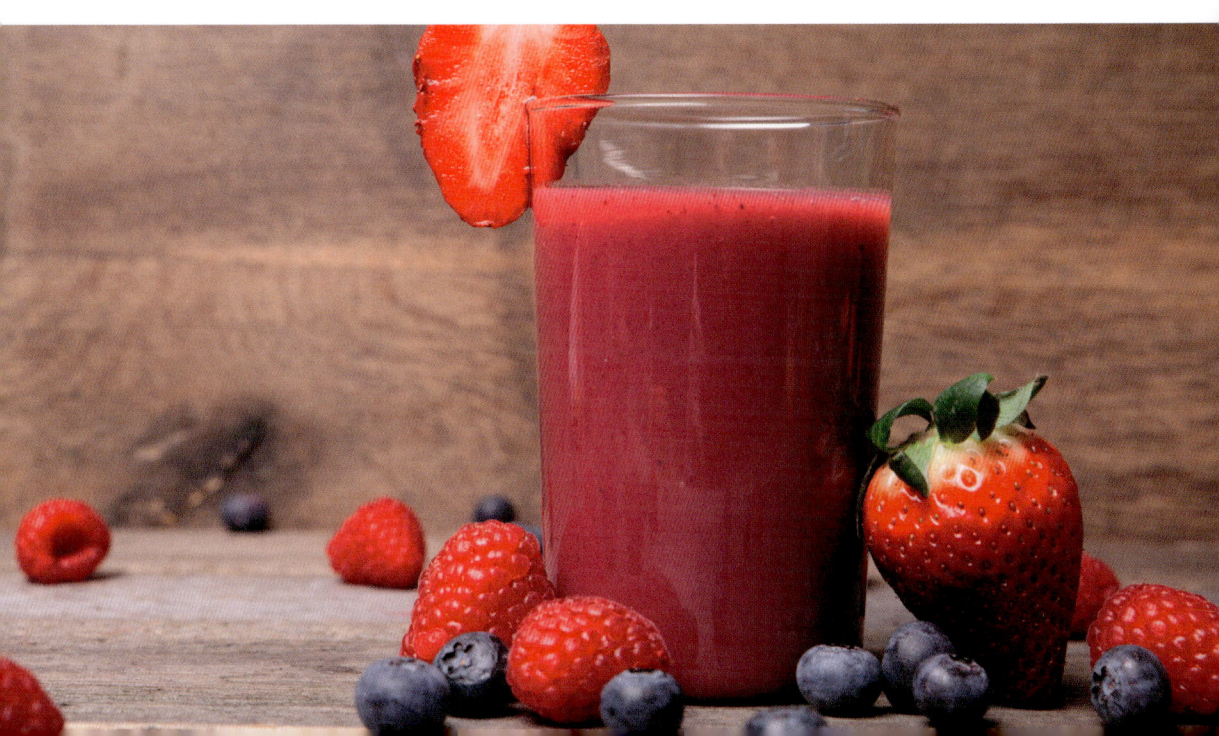

MORGENS HAFERBREI MIT WALNÜSSEN (FOTO)

Für 1 Person

⭐ 1 Apfel

⭐ 4 Walnusskerne

⭐ 3 EL Haferflocken

1 TL Zimt

200 ml Haferdrink

Zubereitungszeit:
ca. 10 Min.

1 Apfel waschen, vierteln und das Kernhaus entfernen. Zwei Apfelviertel in feine Würfel, die anderen zwei in feine Spalten schneiden. Walnusskerne grob hacken.

2 Haferflocken mit Haferdrink, Zimt und Apfelwürfel in einen Topf geben, zum Kochen bringen und ca. 5 Minuten ausquellen lassen. Walnusskerne darunter mischen.

3 Den Haferbrei auf einem Teller anrichten und mit den restlichen Apfelspalten garnieren.

INFO Cholin und Beta-Glucan sind zwei wichtige Inhaltsstoffe des Hafers ⭐, die entgiftende Wirkung auf die Leber haben und regulierend in den Fettstoffwechsel eingreifen können. Außerdem sorgen sie für ein gesundes Darmmilieu und unterstützen die Ausscheidung von Giftstoffen.

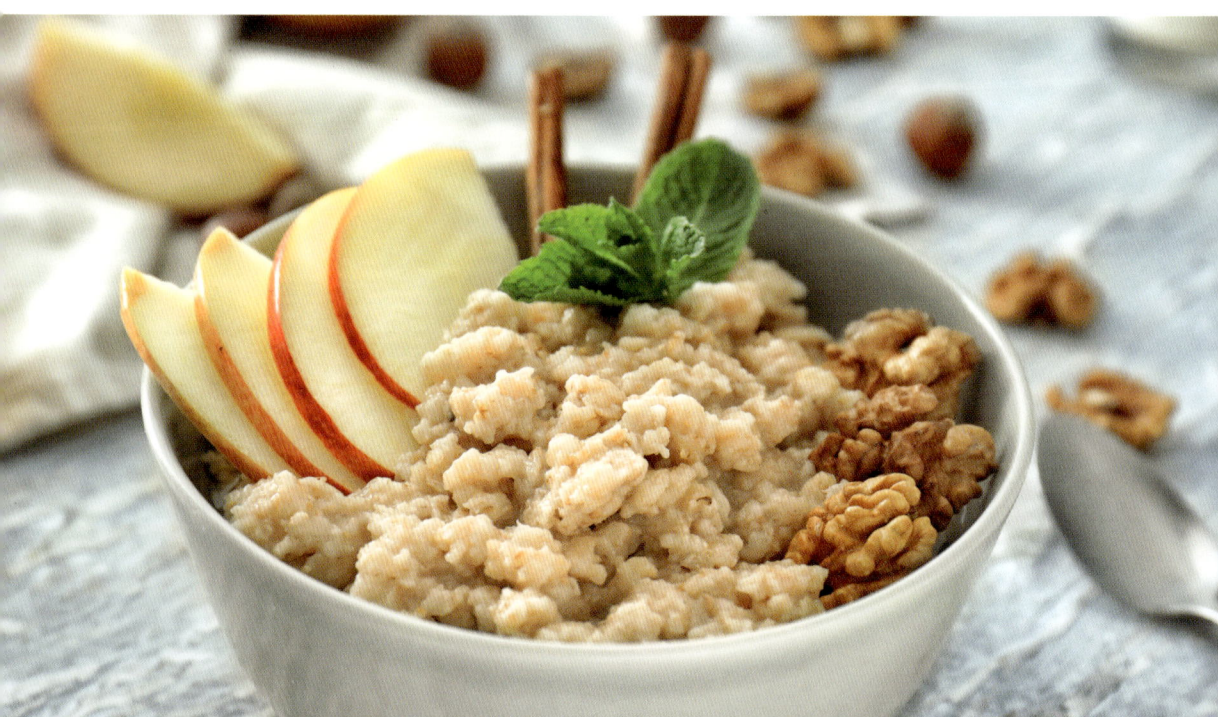

MITTAGS SELLERIE-LAUCH-SUPPE

1 Sellerie und Lauch putzen, waschen und in feine Ringe schneiden. Selleriegrün fein hacken. Kartoffel waschen, schälen und würfeln. Knoblauch abziehen und fein schneiden.

2 Olivenöl in einem Topf erhitzen, Kartoffel, Haferflocken und Knoblauch ca. 2 Minuten dünsten. Mit Brühe aufgießen, alles zum Kochen bringen und ca. 10 Minuten bei mittlerer Hitze köcheln lassen. Sellerie dazugeben und weitere 5 Minuten garen.

3 Die Suppe mit einem Pürierstab mixen. Lauch mit dem Estragon zur Suppe geben und weitere 5 Minuten garen. Mit Kurkuma, Salz und Pfeffer abschmecken. Vor dem Servieren mit Selleriegrün überstreuen.

Für 1 Person

1 Stangensellerie

½ Stange Lauch, 1 Kartoffel

2 EL Haferflocken ⭐

1 Knoblauchzehe ⭐

1 EL Öl, 300 ml Gemüsebrühe

1 TL Estragon, getrocknet

½ TL Kurkuma ⭐

Salz und Pfeffer

Zubereitungszeit: ca. 25 Min.

ABENDS PASTINAKEN-KAROTTEN-SUPPE

1 Pastinake und Karotten waschen, schälen und würfeln. Zwiebel abziehen und in feine Würfel schneiden. Ingwer fein reiben.

2 Schnittlauch waschen, trockenschütteln und in feine Ringe schneiden. Walnusskerne grob hacken.

3 Olivenöl in einem Topf erhitzen. Zwiebel und Ingwer mit den Pastinaken und Karotten ca. 3 Minuten dünsten. Kurkuma darüber geben, kurz umrühren und mit der Gemüsebrühe aufgießen.

4 Das Ganze aufkochen und bei mittlerer Hitze ca. 15 Minuten köcheln lassen. Die Suppe pürieren und mit Salz, Pfeffer und Muskatnuss würzen.

5 Die Suppe in einen Teller geben und mit Schnittlauch und Walnusskernen bestreuen.

Für 1 Person

1 Pastinake

2 Karotten

½ Zwiebel

1 Stück Ingwer (ca. 2 cm) ⭐

½ Bund Schnittlauch

6 Walnusskerne ⭐

1 EL Olivenöl

½ TL Kurkuma ⭐

250 ml Gemüsebrühe

Salz, Pfeffer, Muskatnuss

Zubereitungszeit: ca. 25 Min.

MORGENS LÖWENZAHN-BANANEN-DRINK

Für 1 Person

⭐ 25 g Löwenzahnblätter (oder Chicorée)

⭐ 1 Banane

⭐ 1 Stück Ingwer (ca. 2 cm)

½ Vanilleschote

200 ml Mandeldrink (oder Hafer- oder Sojadrink)

⭐ 1 EL Leinöl

Zubereitungszeit: ca. 10 Min.

1 Löwenzahnblätter waschen und trockenschütteln. Banane schälen und in Scheiben schneiden. Ingwer fein reiben. Das Mark der Vanilleschote herauskratzen.

2 Löwenzahnblätter mit Ingwer, Banane und Mandeldrink in einem Mixer kräftig pürieren. Vanillemark und Leinöl dazugeben und erneut mixen.

INFO Bananen und Löwenzahn sind reich an löslichen Ballaststoffen, die die »guten« Bakterien im Darm füttern und deren Wachstum anregen.

MITTAGS CURRY-PILZ-SUPPE (FOTO)

Für 1 Person

⭐ 200 g braune Champignons

1 Kartoffel

2 Frühlingszwiebeln

⭐ 1 Stück Ingwer (ca. 2 cm)

⭐ 1 Knoblauchzehe

⭐ ½ Bund Petersilie

2 TL Olivenöl

1 TL Currypulver

⭐ ½ TL Kurkuma

300 ml Gemüsebrühe

Salz und Pfeffer

Zubereitungszeit: ca. 30 Min.

1 Champignons putzen und in Scheiben schneiden. Kartoffel waschen, schälen und in Würfel schneiden. Frühlingszwiebeln putzen und in feine Ringe schneiden.

2 Ingwer fein reiben. Knoblauch abziehen und fein hacken. Petersilie waschen, trockenschütteln und fein hacken.

3 1 TL Olivenöl in einem Topf erhitzen. Ingwer, Knoblauch und Kartoffeln etwa 2–3 Minuten darin dünsten. Curry und Kurkuma dazugeben, umrühren und mit der Gemüsebrühe aufgießen. Alles zum Kochen bringen und bei mittlerer Hitze 10 Minuten köcheln lassen.

4 Restliches Olivenöl in einer Pfanne erhitzen. Pilze und Frühlingszwiebeln darin ca. 5 Minuten dünsten.

5 Die Suppe pürieren, mit Salz und Pfeffer würzen und abschmecken. Pilze mit den Frühlingszwiebeln darunter mischen. Die Suppe in einen Teller geben und mit der Petersilie bestreuen.

ABENDS ERBSENSUPPE MIT WALNÜSSEN

1 Erbsen etwas antauen lassen. Knoblauch und Zwiebel abziehen und fein hacken. Chili waschen, entkernen und in feine Ringe schneiden.

2 Walnüsse grob hacken und in einer heißen Pfanne ohne Fett kurz anrösten. Aus der Pfanne nehmen und beiseitestellen. In einem Topf das Öl erhitzen und darin Zwiebel und Knoblauch 2 Minuten dünsten.

3 Erbsen und Chili dazugeben, umrühren und mit Gemüsebrühe aufgießen. Alles zum Kochen bringen und etwa 8 Minuten köcheln lassen.

4 Die Suppe pürieren, mit Salz, Pfeffer und Muskat würzen und abschmecken. Anschließend die Suppe in einen Teller geben und mit den Pinienkernen bestreuen.

INFO Hülsenfrüchte ⭐, insbesondere Linsen, Erbsen, Adzuki- und Sojabohnen, sind besonders reich an schwefelhaltigen Aminosäuren, die die Leber schützen und die Entgiftung unterstützen können. Außerdem enthalten sie Oligosaccharide, die den gesundheitsförderlichen Bifidobakterien im Darm sehr guttun.

Für 1 Person

150 g Erbsen, tiefgefroren ⭐

1 Knoblauchzehe ⭐

½ Zwiebel

4 Walnusshälften ⭐

1 EL Olivenöl

½ Chilischote ⭐

300 ml Gemüsebrühe

Salz und Pfeffer

etwas Muskatnuss

Zubereitungszeit: ca. 15 Min.

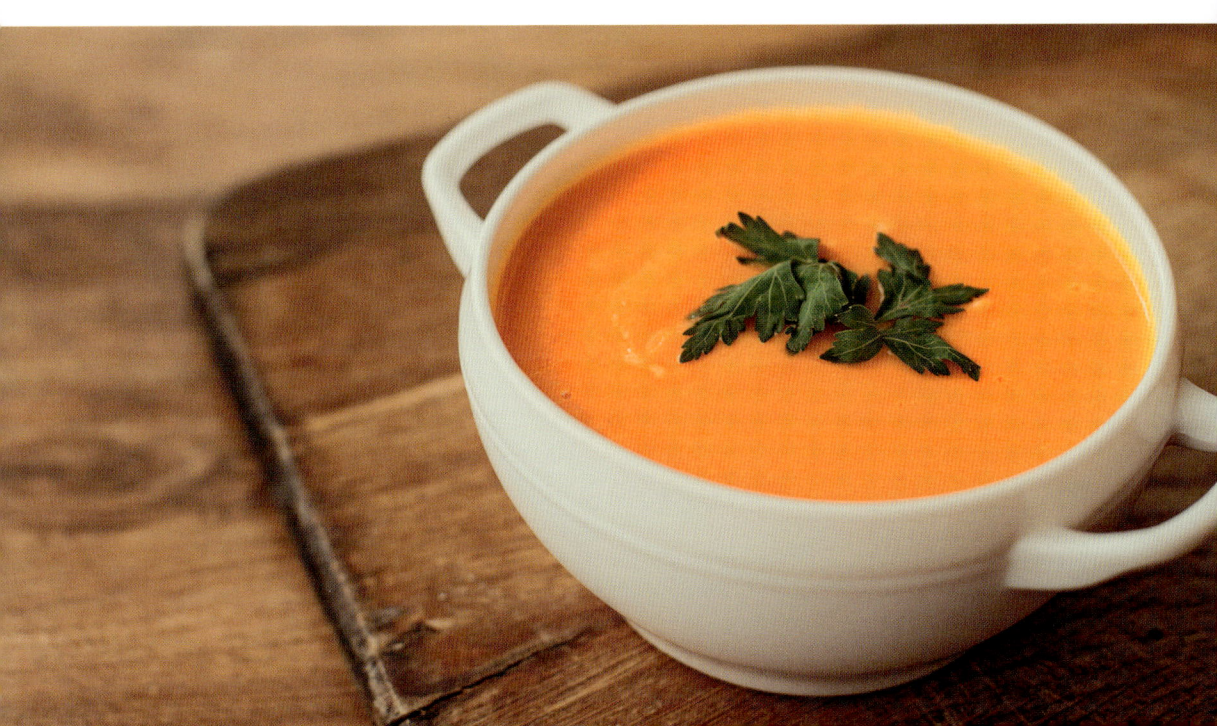

UNTERSTÜTZUNG ZUR LEBERENTGIFTUNG

Gönnen Sie Ihrer Leber ein- bis zweimal im Jahr einen Kurzurlaub mit unserem wirksamen 14-tägigen Leber-Darm-Reinigungsprogramm. Sie könnten schon bald von einer besseren Leistungsfähigkeit und mehr Vitalität profitieren und sich rundum wohler fühlen.

Die Wirkung der Leber-Darm-Reinigungskur können Sie mit gezielten Anwendungen noch intensivieren. Die Basis ist eine bewusste lebergesunde Ernährung. Zusätzlich unterstützen Sie in der Entgiftungs- und Regenerationsphase mit weiteren Maßnahmen, wie z. B. Basenbädern, Leberwickel, mentaler Entspannung, körperlicher Bewegung und ausreichend Schlaf. Damit erreichen Sie das bestmögliche Ziel für Ihre Leber.

Leberwickel

Der Leberwickel ist eine klassische, schnelle und einfache Anwendung in Sachen Leberunterstützung. Die warme Auflage fördert die Durchblutung der Leber, der Gallenblase und der Gallengänge. Die Gefäße weiten sich, und der Abfluss der Gallenflüssigkeit, die mit Giftstoffen angereichert ist, wird erleichtert. Sie wird besser an den Darm abgegeben und ausgeschieden. Doch nicht nur das. Im Prinzip werden der gesamte Leberstoffwechsel und damit auch die Entgiftung angeregt.

Leberwickel anwenden

Sie benötigen:
- 1 Liter Wasser
- 1 Wärmflasche
- Evtl. ein paar Tropfen ätherisches Öl, z. B. Rosmarinöl
- 1 kleines Handtuch
- 1 großes Badetuch
- 1 Wolldecke

Das Wasser zum Kochen bringen. Einen Teil des Wassers in die Wärmflasche gießen, mit dem Rest das kleine Handtuch gut befeuchten. Die Haut unterhalb des rechten Rippenbogens mit etwas Rosmarinöl einreiben – dies fördert zusätzlich die Durchblutung.

Das befeuchtete Handtuch so warm wie möglich unterhalb des rechten Rippenbogens auflegen. Das große Badetuch darüber legen oder sich einwickeln. Legen Sie sich bequem hin, geben Sie die Wärmflasche auf das Badetuch und decken Sie sich mit einer Wolldecke zu. So hält sich die Wärme recht lange.

Lassen Sie den Wickel so lange aufliegen, bis er abgekühlt ist. Sie sollten ca. 20 bis 30 Minuten Zeit für den Leberwickel einplanen. Machen Sie den Leberwickel zu einer beliebigen Uhrzeit. Günstig ist abends, denn er wirkt sehr entspannend.

Die kleine Badekur für zu Hause

Sie möchten Körper und Seele einmal so richtig verwöhnen? Dann verwandeln Sie doch einfach Ihr Badezimmer in eine Oase des Wohlbefindens und nehmen Sie eine Auszeit vom Alltag! Eine gemütliche kleine Badekur daheim entspannt wunderbar, und gleichzeitig können Sie den Entgiftungsprozess sanft unterstützen. Beginnen Sie damit, eine ruhige Atmosphäre zu schaffen, angenehme Musik aufzulegen und ein paar Kerzen anzuzünden. Und dann kann's auch schon losgehen. Starten Sie Ihre Badekur am besten mit einer Trocken-Bürstenmassage.

Trocken-Bürstenmassage

Eine Bürstenmassage auf der trockenen Haut sorgt vor allem dafür, die Haut, unser größtes Organ, gut zu durchbluten und eingelagerte Stoffwechselreste abzutransportieren. Denn mit der Trocken-Bürstenmassage wird das Lymphsystem angekurbelt, was den Entgiftungsprozess intensiviert. Gleichzeitig wird die Haut nicht nur widerstandsfähiger gegen Unreinheiten und Entzündungen, sondern auch viel weicher und straffer. Bürsten Sie sich fünf bis zehn Minuten, vor dem Baden oder Duschen. Jeweils von den Füßen und Händen ausgehend, bürsten Sie in Längsstrichen Richtung Herz – zunächst mit sanften Strichen, dann mit allmählich stärkerem Druck. Gebürstet wird eine Körperpartie immer nur so lange, bis sich die Haut rötet. Dann ist sie gut durchblutet und bestens aufnahmebereit für ein Basenbad.

VORSICHT Bürstenmassagen sind nicht geeignet, um Krampfadern zu bearbeiten. Auch Personen mit einer Schilddrüsenerkrankung sollten nur in Rücksprache mit einem Arzt eine Trockenmassage anwenden. Die Vorteile sind:

VORTEILE EINER TROCKEN-BÜRSTENMASSAGE

- Sie fördert die Durchblutung.
- Sie wirkt wie ein Hautpeeling.
- Sie wirkt entspannend.

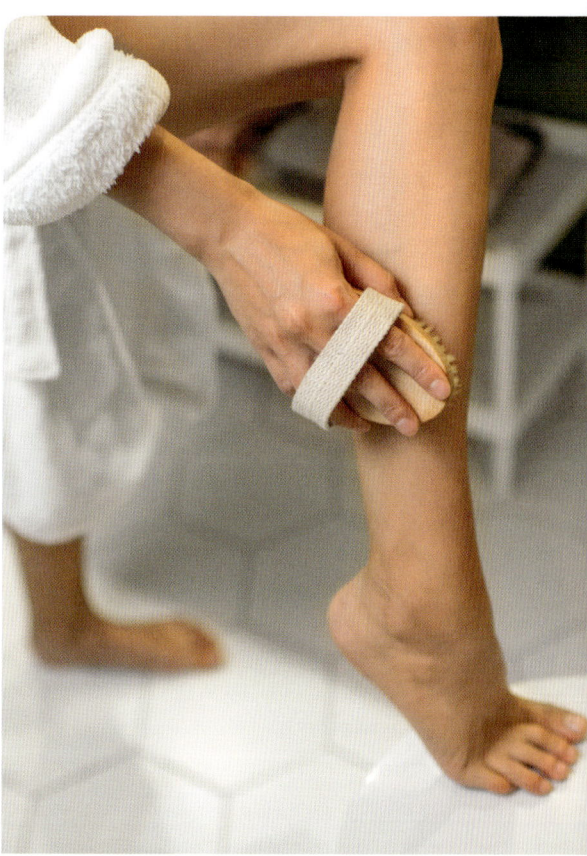

Eine Trocken-Bürstenmassage beginnt am besten am rechten Unterschenkel.

Basenbad

Basenbäder sind ein sehr wirksames Mittel, um Säuren aus dem Körper auszuleiten. Basenbäder fördern durch ihre Mineralsalze die Entsäuerung über die Haut und sind damit gewissermaßen ein Kur(z)urlaub für den gesamten Organismus. Das entlastet wunderbar alle Entgiftungsorgane, insbesondere die Leber.

Basenbad anwenden

Etwa 37 °C-warmes Wasser in die Wanne einlaufen lassen. Fügen Sie etwa 3 Esslöffel Basenpulver dazu. Die Mischung mit dem Salz ergibt ein Badewasser mit basischem pH-Wert von etwa 8. Durch den sogenannten osmotischen Druck öffnen sich die Poren der Haut, und es können im Gewebe abgelagerte Säuren austreten. Für diesen Effekt sollte die Badezeit mindestens 20 Minuten betragen – ideal ist eine Badedauer von 1 Stunde, damit die Entgiftungsprozesse richtig in Gang kommen können.

Vergleichbar ist das mit einem Gefrierfach im Kühlschrank, das man abtauen möchte. Wenn man dafür die Stromzufuhr nur für 10–15 Minuten unterbricht, dann taut die Eisschicht nur an und lässt sich nur schwer oder gar nicht lösen. Beim Basenbad verhält es sich ganz ähnlich: Planen Sie etwa 1 Stunde dafür ein. So können Sie einen tieferen Reinigungseffekt erzielen.

Ein basisches Vollbad kann man während einer Leberreinigungskur bis zu 2-mal pro Woche über einen Zeitraum von 4 Wochen durchführen. Es ist wohltuend und entspannend. Der kleine Bruder ist übrigens das basische Fußbad. Auch das kann die Leberentgiftung begleiten. Baden Sie Ihre Füße mindestens 30 Minuten.

Bewegung – der Entgiftungsturbo

Zwei wichtige Pfeiler für die Lebergesundheit: ausgewogene Ernährung und ausreichende Bewegung. Körperliche Aktivität sorgt für eine gute Durchblutung der Leber und beschleunigt den Stoffwechsel. Gifte und Säuren lösen sich schneller und kommen in Bewegung.

Durch das Schwitzen kann der Körper auch über die Haut besser entgiften. Zusätzlich fließen die Körperflüssigkeiten schneller, und Gift- und Schadstoffe können rasch ausgeschieden werden. Gleichzeitig werden die Gewebe und Organe beim Sport gut mit Sauerstoff versorgt.

Doch damit noch nicht genug: Bei regelmäßiger Bewegung wird mehr Fett verbrannt, auch in der Leber! Das ist für alle Menschen mit erhöhtem Fettleberrisiko besonders erwähnenswert. Außerdem macht Sport gute Laune! Denn es werden vermehrt körpereigene Botenstoffe gebildet, wie z. B. Endorphine, die die Laune heben und sogar schmerzstillend wirken. Alles in allem ist aktive Bewegung ein wahrer Entgiftungs- und Stoffwechselturbo.

Wie viel Bewegung muss es sein?

Natürlich muss es nicht gleich ein Marathonlauf sein. Fangen Sie mit kleinen Schritten an und steigern Sie nach Lust und Laune. In vielen Fällen verbessern sich die Leberwerte deutlich allein durch das Mehr an körperlicher Aktivität im Alltag. Gehen Sie einfach mal zu Fuß und steigen nicht für jede Strecke ins Auto. Verzichten Sie auf den Fahrstuhlkomfort und nehmen die Treppen. Grundsätzlich aber gilt es beim Sport, das richtige Maß zu finden – nicht zu viel, aber auch nicht zu wenig!

SO SCHLAFEN SIE BESSER!

- Gewöhnen Sie Ihren Körper an einen regelmäßigen Schlafrhythmus.
- Wenn möglich, dunkeln Sie Ihr Schlafzimmer ab – lassen Sie die Rollläden herunter oder ziehen Sie die Vorhänge zu.
- Achten Sie darauf, dass das Schlafzimmer nicht zu warm ist – zwischen 17 und 19 °C sind ideal.
- Vermeiden Sie abends Koffein – kein Kaffee, keinen koffeinhaltigen Tee (wie z. B. Schwarz- oder Grüntee) oder Energy-Drinks.
- Essen Sie nicht zu spät am Abend, am besten bis 18 Uhr.
- Halten Sie bei Bedarf Ihre Füße warm, z. B. mit Wollsocken oder einer Wärmflasche.
- Sport ist gesund, aber nicht vor dem Zubettgehen – beenden Sie Ihre sportliche Aktivität mindestens 1 ½ Stunden vor dem Schlafengehen.
- Bauen Sie Stress ab, eventuell mit einer kurzen Meditation.

Schlaf – in der Ruhe liegt die Kraft

Immer mehr Menschen leiden unter regelmäßigen Ein- und Durchschlafstörungen. Die Ursachen hierfür sind sehr vielseitig: chronischer Stress, finanzielle Sorgen bis hin zu Krankheiten. Dabei beeinträchtigen Schlafprobleme im erheblichen Maße die Lebensqualität. Die Experten sind sich einig: Ein gesunder Schlaf ist für die Gesundheit genauso wichtig und unerlässlich für das Wohlgefühl wie körperliche Aktivität.

Schlaf ist absolut notwendig, um die körperlichen Funktionen aufrechtzuerhalten. Dabei ist eine maximale Schlafdauer nicht ausschlaggebend, sondern es geht vielmehr um einen guten Schlaf mit einem individuell geprägten Wechsel zwischen Tiefschlaf- und Traumphasen.

Wie viel Schlaf wir tatsächlich brauchen, ist bei jedem Menschen anders: Durchschnittlich liegt eine gesunde, empfohlene Schlafdauer eines Erwachsenen zwischen sechs und neun Stunden. Dabei ist es durchaus normal, wenn man in der Nacht gelegentlich aufwacht. Aber eine regelmäßig gestörte Nachtruhe und dauerhafter Schlafmangel schaden dem Körper.

Nachts läuft die Leber auf Hochtouren

In der Nacht erholt und regeneriert sich der Organismus. Während der Tiefschlafphase sinkt die Herzfrequenz, die Atmung wird langsamer, und die Muskeln entspannen sich. Der Körper kommt vollständig zur Ruhe – denkt man weitläufig. Doch weit gefehlt!

In dieser Phase laufen andere Prozesse auf Hochtouren. So können sich Gewebe, insbesondere Leberzellen, regenerieren, Immunzellen werden neu gebildet und stärken den Körper gegen Krankheitserreger. Schadstoffe und Gifte, die sich im Laufe des Tages angesammelt haben, werden nachts abgebaut, neutralisiert und ausgeschieden. Eine ausreichende Nachtruhe ist für die Leber und ihre Regeneration also immens wichtig. Nachtschwärmer, die bis tief in die Nacht feiern oder auch gerne lange arbeiten, sollten dies nicht zur Gewohnheit werden lassen. Die Leber hat ihren Leistungshöhepunkt nachts zwischen 1 und 3 Uhr – die Zeit für intensive Entgiftungs- und Regenerationsprozesse.

Vom Stress zur Entspannung

Stress ist für unser Gehirn wie Gift, Entspannung dagegen die reinste Verjüngungskur. Nicht immer ist es möglich, Stress zu vermeiden. Doch man kann lernen, ihn besser zu bewältigen und die negativen Auswirkungen reduzieren. Mögliche Wege für mehr Ruhe und Ausgeglichenheit können schon alltägliche Tätigkeiten wie z. B. Spazierengehen,

Je regelmäßiger man mal zwischendurch bewusst entspannt, desto leichter fällt der Alltag.

Musizieren, Relaxen oder Lesen sein. Auch Sport hat ein hohes Entspannungspotenzial.

Der große Vorteil der meisten typischen Entspannungsverfahren liegt darin, dass sie fast überall wirksam durchgeführt werden können und Schritt für Schritt helfen, innere Unruhe, Anspannung oder Ängste abzubauen.

Die Fähigkeit, körperlich zu entspannen und gedanklich abzuschalten, ist die Basis, um Belastungen des Alltags bewältigen zu können. Normalerweise verfügt jeder Mensch über diese Fähigkeit, sie ist trainierbar. Die meisten Menschen haben jedoch in der hektischen Welt das Gefühl für sich verloren – sie können nicht mehr wechseln zwischen An- und Entspannung. Die Folge: Viele leiden unter Daueranspannung – oftmals lange Zeit, bevor sie es erstmals wahrnehmen.

Es gibt zahlreiche Techniken, mithilfe derer man sehr gut und bewusst entspannen kann. Autogenes Training, progressive Muskelrelaxation nach Jacobson, Yoga, Feldenkrais oder sogar Hypnose,

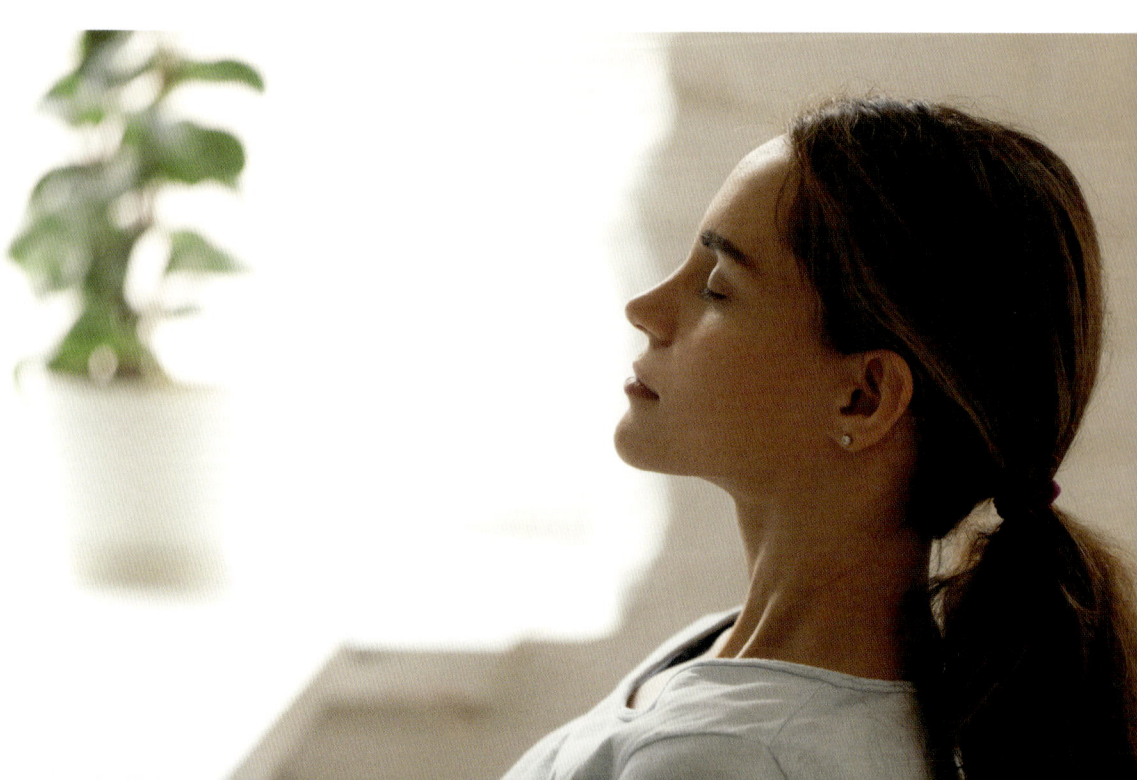

um nur einige zu nennen. Nicht jede Methode ist für alle geeignet. Vielmehr sollte jeder in Ruhe ausprobieren und das für sich Passende finden.

Atemübungen

Der Atem reagiert sehr sensibel auf äußere Einflüsse. Bei Stress z. B. atmen wir flacher. Da der Atem ganz gezielt und willentlich gesteuert werden kann, sind Atemübungen ein wesentliches Element, um Stress entgegenzuwirken. Durch bewusst eingesetzte Atemtechniken werden Stresshormone abgebaut, Körper und Geist beruhigen sich. Tiefes Durchatmen an der frischen Luft oder bei weit geöffnetem Fenster regt das Lymphsystem an und unterstützt die Entgiftung der Zellen.

Üben Sie das tiefe Atmen

Machen Sie, wann immer es geht – im Stehen oder in aufrechter Sitzposition – ganz bewusst ein paar tiefe Atemzüge. Schließen Sie die Augen und atmen Sie mehrmals tief ein und langsam wieder aus. Führen Sie bei jedem Einatmen Ihren Atem zu einem Körperbereich und stellen Sie sich vor, z. B. die Lunge, den Brustraum, das Herz oder die Leber mit frischem Sauerstoff zu versorgen. Spüren Sie, wie sich Ihre Körperzellen wohlfühlen.

Diese Übung dauert nicht lange. Sie kann überall praktiziert werden und gibt geistige und körperliche Kraft für viele Stunden.

Meditation

Wer seinen Geist wachhalten, seine Denkfähigkeit und das Wohlbefinden steigern möchte, dem legt auch die Wissenschaft das regelmäßige Meditieren

ans Herz. Während der Meditation sind neurologische Veränderungen messbar. Der Herzschlag wird verlangsamt und die Atmung vertieft. Allmählich fällt die Muskelanspannung ab und der gesamte Stoffwechsel schaltet einen Gang zurück. Nervöse Magen- und Herzbeschwerden, depressive Verstimmungen, Schlaflosigkeit und Bluthochdruck können positiv beeinflusst werden. Wenn der Körper entschleunigt, kann auch die Leber profitieren. Denn die Entgiftungsprozesse können besser angeschoben werden. Wer regelmäßig meditiert, fühlt sich ausgeglichener und hat mehr Energie.

Kleine Meditationsübung

Die Augen sind locker geschlossen, der Atem fließt ruhig. Zählen Sie die Atemzüge oder sagen Sie sich ein Wort oder einen Satz immer wieder wie ein Mantra innerlich vor sich her. Bleiben Sie einige Minuten in dieser Achtsamkeit. Erst jetzt wird vielen Menschen klar, wie unruhig der Geist eigentlich ist und wie viele Gedanken er laufend produziert.

Wenn die Gedanken kommen, lässt man sie geduldig auslaufen und kehrt mit der Aufmerksamkeit wieder zum Atem zurück. Lassen Sie alle Erwartungen fallen, nehmen Sie sich nichts vor, was Sie beim Meditieren erfahren oder erreichen sollen, und gehen Sie geduldig und sanft mit sich um. Sie werden merken, wie Sie bei regelmäßiger Meditationsübung im Alltag gelassener und ausgeglichener werden, wie der Stress rundherum Ihnen nicht mehr so viel anhaben kann wie zuvor!

TIPP Versuchen Sie, während des Leberwickels zu meditieren. Es gibt gute CDs mit Meditationsanleitungen im Handel. Viele, insbesondere Ungeübte, kommen mit einer geführten Meditation auf CD am besten zurecht.

Gedanken und Gefühle

Jede Entscheidung, jede Handlung, jeder Neustart beginnt in einem Bruchteil einer Sekunde, mit einem Gedanken oder einer Idee. Dieser Gedanke in Worte gefasst, kann sich dann mit der Zeit verwirklichen. Viele Menschen können sich nicht vorstellen, wie das funktionieren soll – aber es klappt wirklich. Die tatsächlich wichtigen und entscheidenden Dinge im Leben sind in der Regel ganz einfach. Denn alles beruht auf Ursache und Wirkung.

Die Gedanken, die wir täglich haben, sind wie kleine Anzünder, die mit Bestimmtheit irgendwo landen und etwas auslösen. Die Frage ist nur, wo sie landen und was sie auslösen. Dies hängt nämlich davon ab, wie viel Gewicht, Engagement und Glauben wir in einen Gedanken setzen. Seit Albert Einstein wissen wir, dass jede Materie aus Lichtenergie besteht und dass jeder Gedanke eine bestimmte Schwingung hat. Und jeder Gedanke hat auch das Bestreben, sich irgendwann zu verwirklichen.

Die Macht der Gedanken

Allein mit unseren Gedanken können wir unser Leben und Handeln beeinflussen. Die folgende kleine Fabel von Franz Kafka verdeutlicht das:

»Ach«, sagte die Maus, »die Welt wird enger mit jedem Tag. Zuerst war sie so breit, dass ich Angst hatte. Ich lief weiter und war glücklich, dass ich endlich rechts und links in der Ferne Mauern sah. Aber diese langen Mauern eilen so schnell aufeinander zu, dass ich schon im letzten Zimmer bin und dort im Winkel steht die Falle, in die ich laufe.« »Nun, du musst nur die Laufrichtung ändern«, sagte die Katze und fraß sie. (Aus Franz Kaffka: Kleine Fabel).

Wenn wir eng denken und unsere Gedanken an negative Gefühle wie Angst oder Hass koppeln, dann wird uns unser Schicksal auch in diese Richtung lenken. Doch wer will schon so enden wie die Maus aus der Fabel? Denken Sie positiv und bleiben Sie offen!

Gute Gefühle denken

Da Gedanken immer ein Gefühl hervorrufen und dieses Gefühl unser Leben bestimmen kann, geht es nun darum, die Gedanken in die richtige Richtung zu lenken.

Es gibt gute und schlechte Gefühle. Wir alle kennen das und haben sie schon oft erlebt. Zu den guten gehören Spaß, Freude, Glück, Geborgenheit, Vertrauen, Wärme, Zufriedenheit, Liebe und viele andere mehr. Unangenehm fühlen sich Ärger, Sorgen, Wut, Trauer, Misstrauen, Enttäuschung, Eifersucht, Neid oder vieles andere an.

Die Gefühle gehören zu uns wie die Sonne zum Mond oder der Mond zur Sonne. Denn wir tragen alles in uns und können vermutlich jedes Gefühl jederzeit hervorrufen. Es versteht sich von selbst, dass negative Gefühle eine andere Energie auf die Verwirklichung der Ziele haben als positive. Sie wirken eher hemmend und blockieren, während positive Gefühle stärkenden Charakter besitzen.

Gefühle und ihr elektromagnetisches Feld

Jeder Gedanke erzeugt ein Gefühl. Und die Gefühle beeinflussen unseren Organismus, sodass sich unser Denken und Fühlen auch unmittelbar auf unsere Körperzellen auswirkt. »Wie innen, so außen«, sagten die Gelehrten im Mittelalter.

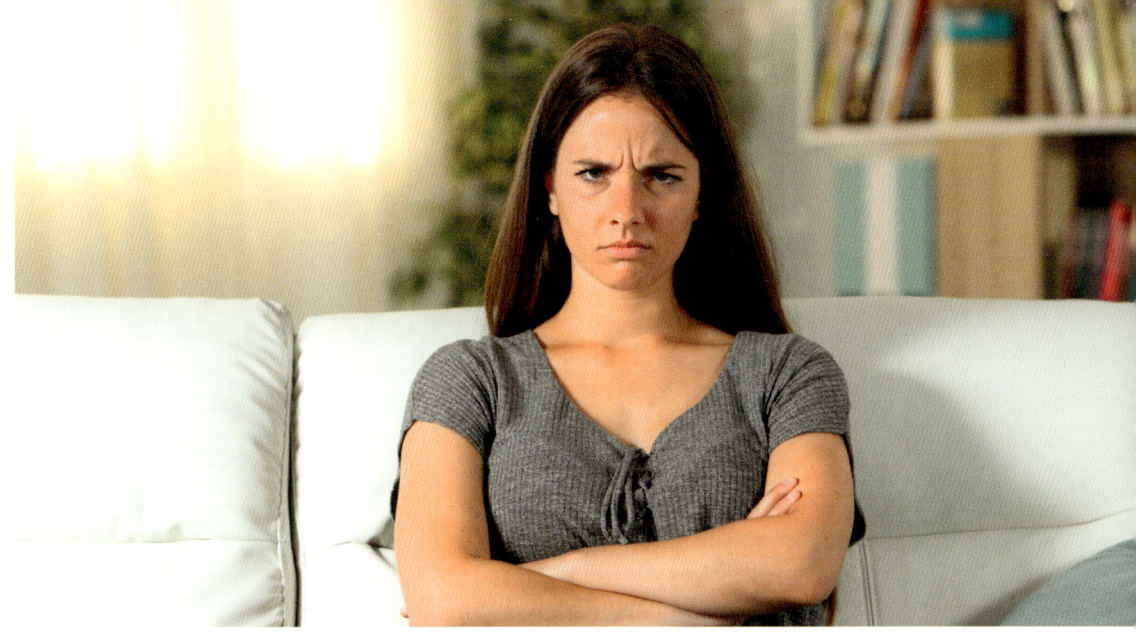

Unterdrückte Wut schadet dem Organismus. Versuchen Sie, sich sozial verträglich Luft zu machen.

Anders ausgedrückt: Unser Körper spiegelt unsere Seele. Es ist ein Unterschied, ob man sagt: »Ich hasse es, zur Arbeit zu gehen!« Oder: »Ich gehe gerne zur Arbeit.«

Beide Sätze wandern quasi über das Unterbewusstsein direkt in die Zellen und manifestieren sich dort. Die Körperzellen akzeptieren, was Sie sagen, ohne zu hinterfragen. Deswegen ist es so immens wichtig, dass wir uns darüber bewusst sind, was wir denken und fühlen. In die richtige Richtung gelenkt, können Sie viel dazu beitragen, dass Ihre Gefühle zu mehr Erfolg, Glück, Reichtum und Gesundheit führen.

Wut und Bitterkeit – Gefühle der Leber

Sicher kennen Sie diese Redensarten: »Welche Laus ist dir denn über die Leber gelaufen?« Oder: »Mir läuft die Galle über.« Das ist hochinteressant. Denn Krankheiten oder Organen kann man Gefühle zuordnen. So werden Wut, Ärger, Bitterkeit, Zorn oder Frustration häufig in Verbindung mit einer geschwächten oder kranken Leber gebracht. Das heißt, wer diese Art von Gefühlen unterdrückt, kann seine Leber belasten. Es kann sogar dazu führen, dass die Entgiftungsleistung der Leber stark beeinträchtigt und damit auch andere Organe in Mitleidenschaft gezogen werden. So konnte in verschiedenen Studien gezeigt werden, dass es sehr ungesund ist, seine Wut zu unterdrücken. Das kann zu Krankheiten, wie z. B. Herz-Kreislauf-Erkrankungen oder Bluthochdruck, führen oder das Risiko für Herzinfarkt erhöhen. Auch geht man heute davon aus, dass Krebs- oder Autoimmunkrankheiten, wenn sich das Immunsystem gegen körpereigene Gewebe und Organe richtet, ihren Ursprung in unterdrückten Gefühlen haben können.

Darum ist es wichtig, Frust, Zorn oder Ärger nicht »herunter zu schlucken«, sondern seine Gefühle zum Ausdruck zu bringen, auch wenn man fürchtet, gesellschaftlich anzuecken. Oft ist das jedoch leichter gesagt als getan – schließlich haben viele von uns gelernt, ihre Gefühle »im Griff zu behalten«. Versuchen Sie es einmal anders – Ihrer Gesundheit zuliebe!

LEBER-CHECK:
WIE GESUND IST IHRE LEBER?

Überprüfen Sie, ob bei Ihnen eventuell ein Risiko für eine Leberschwäche vorliegt. Mit dem einfachen Fragebogen können Sie einen ersten Eindruck bekommen, wie es um Ihre Leber bestellt ist.

Pro Frage bitte nur eine Antwort ankreuzen, und zwar die, die am ehesten auf Sie zutrifft. Zählen Sie am Ende alle Punkte zusammen und lesen Sie die Auswertung zu Ihrem Punktestand. Das Ergebnis kann nur so ehrlich sein, wie Sie wiederum ehrlich zu sich selbst sind.

ACHTUNG Bitte beachten Sie, dass dieser kurze Test keine ärztliche Diagnose ist und den Besuch bei einem Arzt nicht ersetzen kann!

1. Welchen Taillenumfang haben Sie?	Punkte
☐ Frauen < 84 cm, Männer < 96cm	0
☐ Frauen > 84 cm, Männer > 96 cm	3

2. Fühlen Sie sich häufiger müde und abgeschlagen?	
☐ nein	0
☐ gelegentlich	1
☐ sehr häufig	3

3. Wie häufig essen Sie etwas am Tag (vollständige Mahlzeiten und/oder Kleinigkeiten, Snacks zwischendurch)?	
☐ 1- bis 2-mal am Tag	2
☐ 3- bis 4-mal am Tag	1
☐ mehr als 4-mal am Tag	3

4. Wie häufig essen Sie Gemüse und/oder Salat?	
☐ 3 Portionen pro Tag	0
☐ 1 bis 2 Portionen pro Tag	1
☐ nein, ich esse nicht täglich Gemüse	4

5. Essen Sie täglich 3-mal Obst?

☐ ja	3
☐ ich esse 1- bis 2-mal Obst	1
☐ nein, ich esse nicht jeden Tag Obst	0

6. Wie oft essen Sie Hülsenfrüchte?

☐ nie	3
☐ 1-mal pro Woche	2
☐ 2-mal und mehr pro Woche	1

7. Wie oft essen Sie Vollkornprodukte (z.B. als Brot, Müsli, Nudeln, Reis etc.)?

☐ nie	3
☐ 1- bis 2-mal pro Woche	2
☐ 3- bis 5-mal pro Woche	1
☐ häufiger als 5-mal pro Woche	0

8. Wie oft essen Sie Weißmehlprodukte?

☐ nie	0
☐ 1- bis 2-mal pro Woche	1
☐ 3- bis 5-mal pro Woche	2
☐ häufiger als 5-mal pro Woche	4

9. Wie oft essen Sie Süßes (z.B. Kuchen, Desserts, sonstige Süßigkeiten)?

☐ ich esse nichts oder nur äußerst selten etwas Süßes	0
☐ 1- bis 2-mal pro Woche	2
☐ 3- bis 5-mal pro Woche	3
☐ häufiger als 5-mal pro Woche	4

10. Wie oft essen Sie Seefisch?

☐ nie	4
☐ 1-mal pro Woche	3
☐ 2-mal pro Woche	2
☐ häufiger als 2-mal pro Woche	1

11. Wie viel Eier essen Sie?

☐ keine	3
☐ 1 bis 3 Stück pro Woche	2
☐ mehr als 3 Eier pro Woche	1

12. Trinken Sie Softdrinks (wie z. B. Cola, Limonade, Spezi), Fruchtsäfte oder Milchshakes?

☐ nein	0
☐ ja, 1- bis 2-mal pro Woche	2
☐ ich trinke täglich Säfte oder Softdrinks	4

13. Verwenden Sie täglich pflanzliche, kalt gepresste Öle, wie z.B. Lein-, Hanf-, Raps-, Leindotter- oder Walnussöl?

☐ ja	0
☐ nein	3

14. Wie viel Kaffee trinken Sie?

☐ ich trinke keinen Kaffee	3
☐ 1 bis 2 Tassen täglich	1
☐ 3 bis 5 Tassen täglich	2
☐ mehr als 5 Tassen täglich	4

15. Trinken Sie Alkohol?

☐ nein oder nur äußerst selten	0
☐ 1- bis 2-mal pro Woche	1
☐ 3- bis 4-mal pro Woche	3
☐ täglich	4

16. Rauchen Sie?

☐ nein	0
☐ ja	3

17. Wie oft treiben Sie Sport?

☐ nie	4
☐ 1-mal pro Woche	2
☐ 2-mal und mehr pro Woche	0

18. Nehmen Sie regelmäßig Medikamente?

☐ nein	0
☐ ja	3

19. Haben Sie eine Stoffwechselerkrankung (wie z. B. Diabetes, Gicht, erhöhte Cholesterinwerte oder Schilddrüsenüber-/unterfunktion)?

☐ ja	3
☐ nein	0

20. Wurden in den letzten zwei Jahren erhöhte Leberwerte (GOT, GPT oder GGT) bei Ihnen gemessen?

☐ nein	0
☐ ja	3

Gesamtpunktzahl

Auswertung des Leber-Checks:

Bis 15 Punkte:

Herzlichen Glückwunsch! Sie haben höchst wahrscheinlich kein erhöhtes Risiko für eine Lebererkrankung. Mit Ihrer gesunden Ernährung und Ihrem Lebensstil tragen Sie dazu bei, dass Ihre Leber entlastet wird und leistungsfähig bleibt. Halten Sie weiter an Ihrer vitalstoffreichen und ausgewogenen Ernährung fest, so kann Ihnen Ihre Leber ab und zu auch kleine Ausrutscher verzeihen.

16 – 35 Punkte:

Es ist davon auszugehen, dass Ihre Leber derzeit noch gut leistungsfähig ist und nur ein geringes bis mäßiges Risiko für eine Lebererkrankung vorherrscht. Mit regelmäßigem Sport und gesunder Ernährung reduzieren Sie die Gefahr, dass Ihre Leber erkrankt. Gehen Sie sorgsam mit sich um und gönnen Sie auch Ihrer Leber hin und wieder eine kleine Pause. Suchen Sie sich Ihre Lieblingsrezepte aus diesem Buch aus und bauen Sie sie regelmäßig in Ihren Speiseplan ein. Darüber hinaus finden Sie im Kapitel »Unterstützung zur Leberentgiftung« ab Seite 78 weitere wohltuende Maßnahmen für Ihre Leber.

36 – 48 Punkte:

Ihr Risiko für eine Lebererkrankung bzw. eine Fettleber ist deutlich erhöht. Achten Sie auf die Signale, die Ihr Körper aussendet. Häufige Müdigkeit und Unkonzentriertheit sind Hilfeschreie einer überforderten Leber. Positiv für die Leber sind ein gesundes Körpergewicht, eine ausgewogene vitalstoffreiche Ernährung, regelmäßige Bewegung und Verzicht auf Alkohol. Am besten lassen Sie sich von Ihrem Arzt beraten, wie Sie Ihre Risikofaktoren reduzieren können. Und starten Sie am besten noch heute mit einer lebergesunden Ernährung. Zahlreiche Rezeptideen sowie die Übersicht der lebergesündesten Lebensmittel in diesem Buch geben Ihnen viele Anregungen.

Mehr als 49 Punkte:

Neben der ständigen Schlappheit und Müdigkeit verspüren Sie wahrscheinlich immer häufiger ein Druckgefühl im Oberbauch. Diesen Symptomen können viele Ursachen zugrunde liegen – sie können aber auch auf eine Lebererkrankung hinweisen. Daher ist es empfehlenswert, einen Arzt aufzusuchen und die Symptome abklären zu lassen. Auf jeden Fall kann schon eine Umstellung auf eine gesündere Ernährungs- und Lebensweise ein kleiner Schritt zur Entlastung der Leber führen. Mithilfe der leckeren Rezepte sowie der zahlreichen Anregungen zur Leber- und Darmreinigung in diesem Buch fällt Ihnen der Einstieg sicherlich leicht.

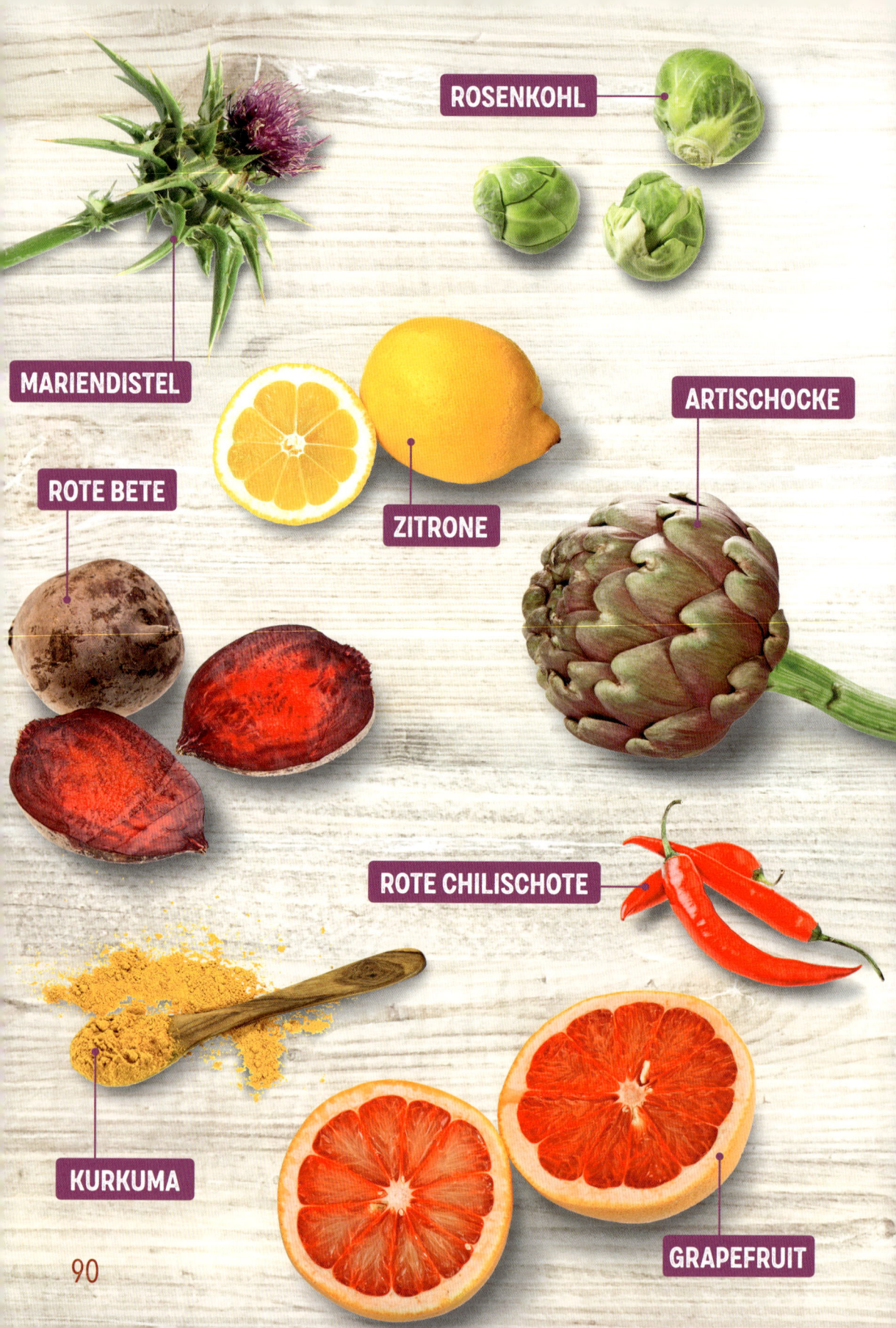

ROSENKOHL

MARIENDISTEL

ARTISCHOCKE

ROTE BETE

ZITRONE

ROTE CHILISCHOTE

KURKUMA

GRAPEFRUIT

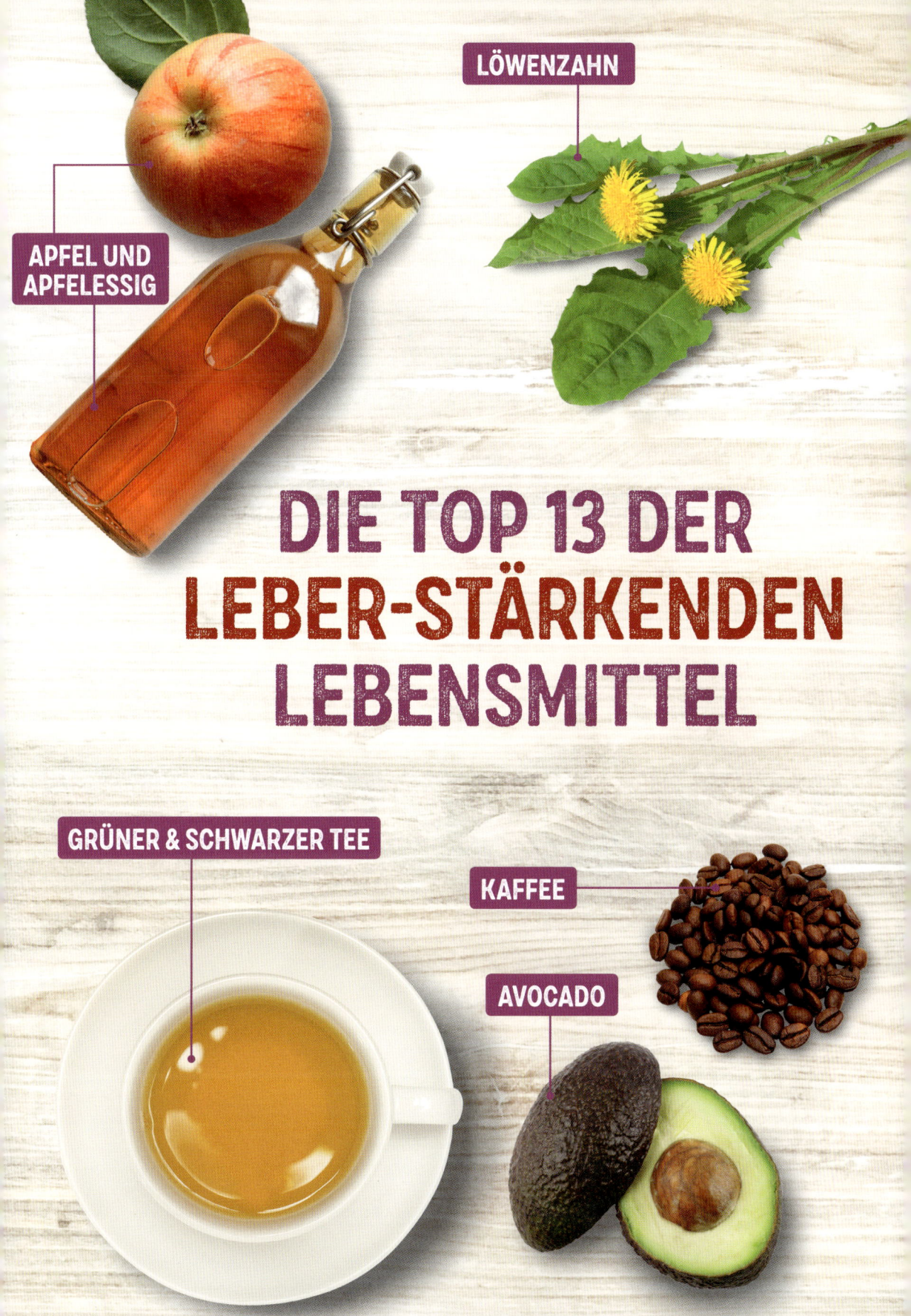

LÖWENZAHN

APFEL UND APFELESSIG

DIE TOP 13 DER LEBER-STÄRKENDEN LEBENSMITTEL

GRÜNER & SCHWARZER TEE

KAFFEE

AVOCADO

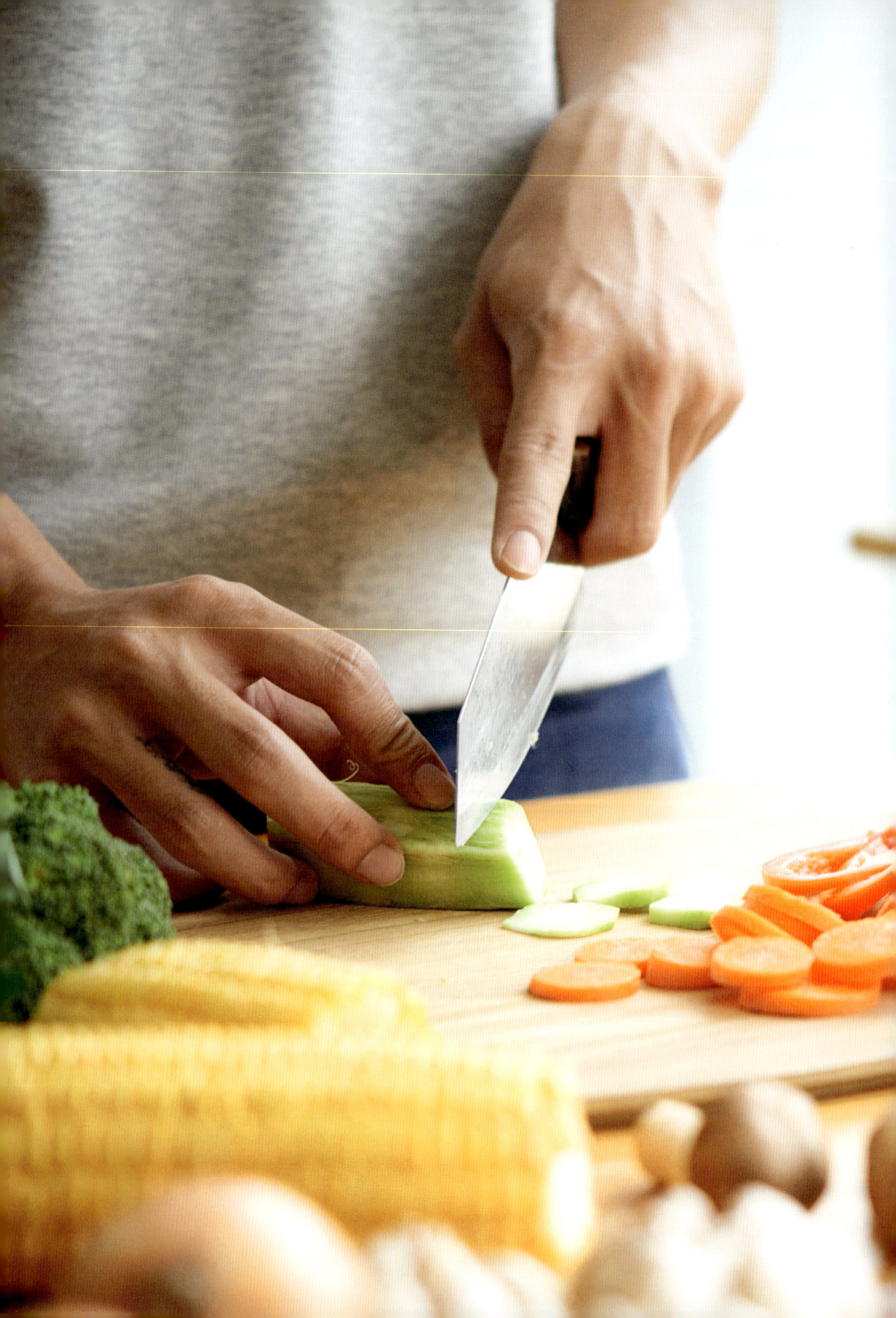

REZEPTE FÜR DIE GESUNDE LEBER

Auf den folgenden Seiten finden Sie zahlreiche Rezeptideen zur lebergesunden Ernährung. Manche Zutaten sind mit einem Sternchen ⭐ gekennzeichnet, so können Sie auf einen Blick erkennen, welche Lebensmittel dem Hauptentgiftungsorgan besonders guttun. Auf den Seiten 90/91 (vorangehende Doppelseite) finden Sie die Top 13 der Lebensmittel mit herausragendem Gesundheitspotenzial für Ihre Leber. Bleiben Sie lebergesund!

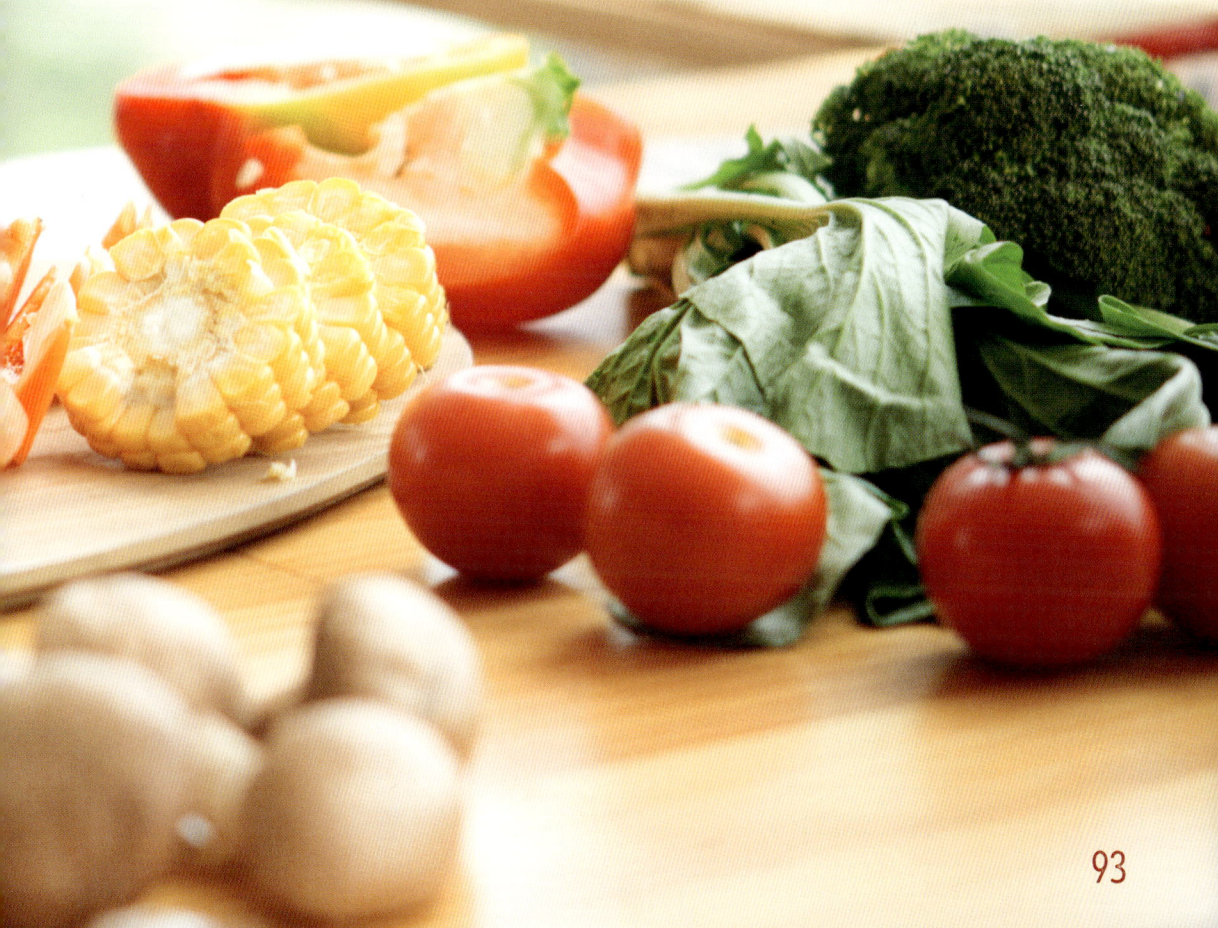

HAFERMÜSLI MIT BEEREN

Für 1 Person

⭐ 30 g Haferflocken

1 EL Chiasamen

⭐ 1 EL Leinsamen

1 EL gehackte Mandeln

80 g Beeren je nach Jahreszeit (z. B. Him-, Erd-, Heidel-, Brombeeren)

300 ml Haferdrink

Zubereitungszeit: ca. 10 Min.

1 Haferflocken mit Chiasamen, Leinsamen und gehackten Mandeln mischen.

2 Die Beeren hinzufügen, alles vermischen und den Haferdrink darüber gießen. Vor dem Verzehr ein paar Minuten stehen lassen.

TIPP Besonders lecker schmeckt das Müsli, wenn man anstelle der Beeren einen Apfel ⭐ in Scheiben schneidet, dünstet und mit Zimt bestreut unter die Haferflockenmischung gibt.

KAKAO-CASHEW-MILCH

Für 1 Person

1 Handvoll Cashewkerne (ca. 50 g)

1 getrocknete Dattel

½ Banane

200 ml Haferdrink

⭐ 1 TL Kurkuma

1 EL schwach entölter Kakao

1 Prise Zimt

⭐ 1 TL Leinöl

1 TL Sesam

Zubereitungszeit ohne Einweichen: ca. 10 Min.

1 Cashewkerne über Nacht in Wasser einweichen. Das Einweichwasser verwerfen.

2 Die Dattel in feine Stücke schneiden. Banane schälen und in grobe Scheiben schneiden. Cashewkerne mit Dattel, Banane und etwas Haferdrink in einen Mixer geben und kräftig pürieren.

3 Anschließend den restlichen Haferdrink mit Kurkuma, Kakao, Zimt und Leinöl dazugeben. Die Kakao-Cashew-Milch in ein Glas füllen und mit dem Sesam bestreuen.

HIRSEBREI
MIT CASHEWKERNEN (FOTO)

1 Hirse in ein Haarsieb geben und unter fließend kaltem Wasser abspülen. Die Vanillestange längs halbieren und das Mark herauslösen.

2 Hirse, Vanillemark und Zimt in einen Topf geben. Ca. 150 ml Wasser zugeben, alles zum Kochen bringen und auf mittlerer Stufe ca. 10 Minuten köcheln lassen. Danach evtl. das überschüssige Wasser abgießen.

3 Apfel waschen, vierteln, Kernhaus entfernen und das Fruchtfleisch in Würfel schneiden. Cashewkerne und Walnüsse grob hacken.

4 Haferdrink erwärmen. Apfelwürfel, Cashewkerne und Haferdrink mit der Hirse gut mischen und zum Schluss das Leinöl hinzufügen.

TIPP Kochen Sie am besten gleich mehrere Portionen Hirse. In einem gut verschlossenen Gefäß lässt sich gekochte Hirse gut 3–5 Tage im Kühlschrank aufbewahren.

Für 1 Person

50 g Hirse

½ Vanillestange

½ TL Zimt

1 Apfel ⭐

30 g Cashewkerne

4 Walnusshälften ⭐

150 ml Haferdrink

1 EL Leinöl ⭐

**Zubereitungszeit:
ca. 20 Min.**

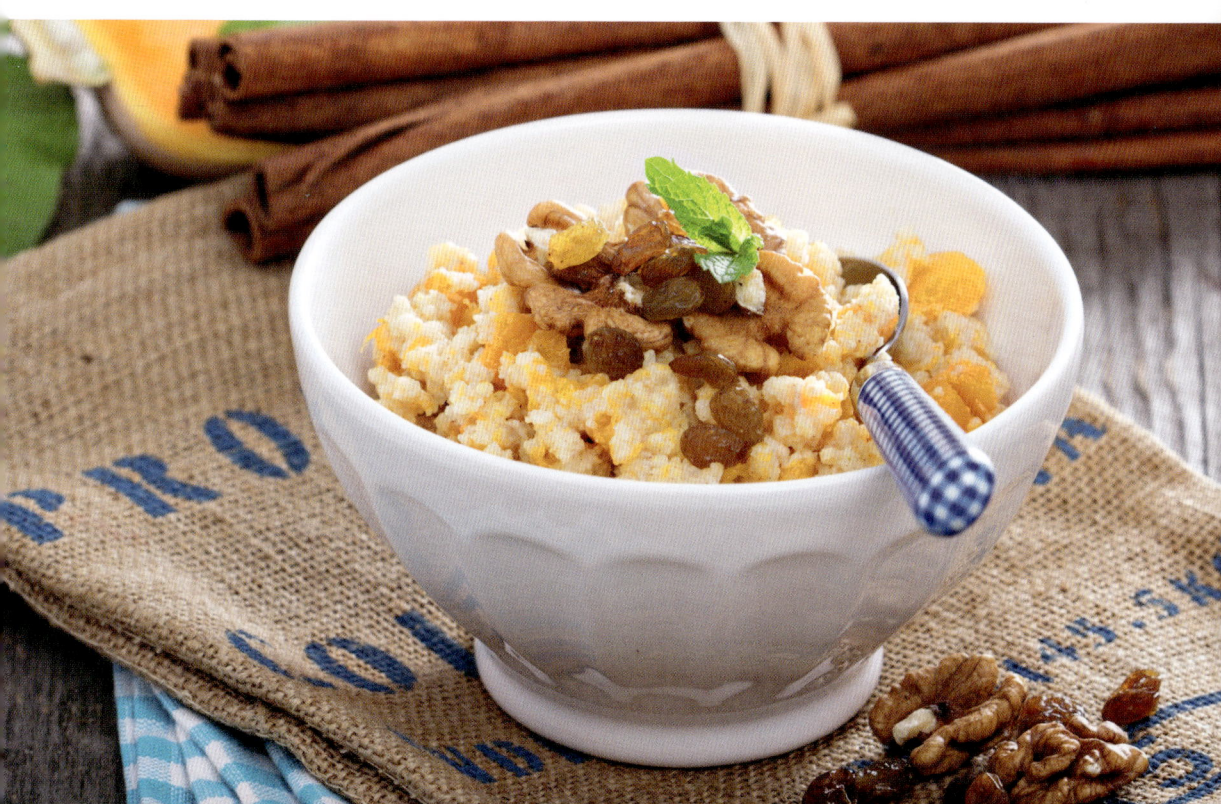

CHICORÉE-AVOCADO-SMOOTHIE

Für 1 Person

⭐ 1 Chicorée

⭐ ½ reife Avocado

⭐ 1 Apfel

250 ml Kokoswasser

1 EL Schnittlauch,
in Röllchen

**Zubereitungszeit:
ca. 10 Min.**

1 Chicorée waschen, putzen und in grobe Stücke schneiden. Fruchtfleisch der Avocado aus der Schale lösen und in Würfel schneiden.

2 Apfel waschen, vierteln, Kernhaus entfernen und das Fruchtfleisch in Würfel schneiden.

3 Chicorée, Avocado und Apfelstücke mit dem Kokoswasser in einen Mixer geben und kräftig pürieren. Den Smoothie in ein Glas füllen und mit Schnittlauchröllchen bestreuen.

SELLERIE-PAPAYA-SMOOTHIE

Für 1 Person

⭐ 1 Zitrone

1 Selleriestange

⭐ 6 Korianderblättchen

140 g Papaya

200 ml Kokoswasser

**Zubereitungszeit:
ca. 10 Min.**

1 Zitrone waschen und die Schale abreiben. Die Frucht halbieren und den Saft auspressen. Selleriestange waschen, putzen und in 1 cm große Stücke schneiden.

2 Korianderblätter waschen und 4 Blätter grob hacken. Kerne der Papaya entfernen und die Frucht in Würfel schneiden.

3 Sellerie, Papaya, ganze Korianderblätter, Zitronensaft und -schale mit dem Kokoswasser in einen Mixer geben und kräftig pürieren. Den Smoothie in ein Glas füllen und mit gehacktem Koriander garnieren.

KAROTTEN-ROTE-BETE-SMOOTHIE (FOTO)

1 Karotte waschen, grob abschaben und in feine Würfel schneiden. Gegarte Rote Bete in feine Würfel schneiden.

2 Apfel waschen, vierteln, Kernhaus entfernen und das Fruchtfleisch in Würfel schneiden. Ingwer mit der Schale grob reiben.

3 Karotte und Ingwer mit der Hälfte des Haferdrinks in einen Mixer geben und kräftig pürieren. Anschließend Rote Bete, Apfelstücke und die restliche Hafermilch dazugeben und erneut kräftig aufmixen.

Für 1 Person

1 Karotten

1 kleine Knolle Rote Bete, gegart ⭐

1 Apfel ⭐

1 Stück frischer Ingwer ⭐ (ca. 1 cm)

200 ml Haferdrink

Zubereitungszeit: ca. 10 Min.

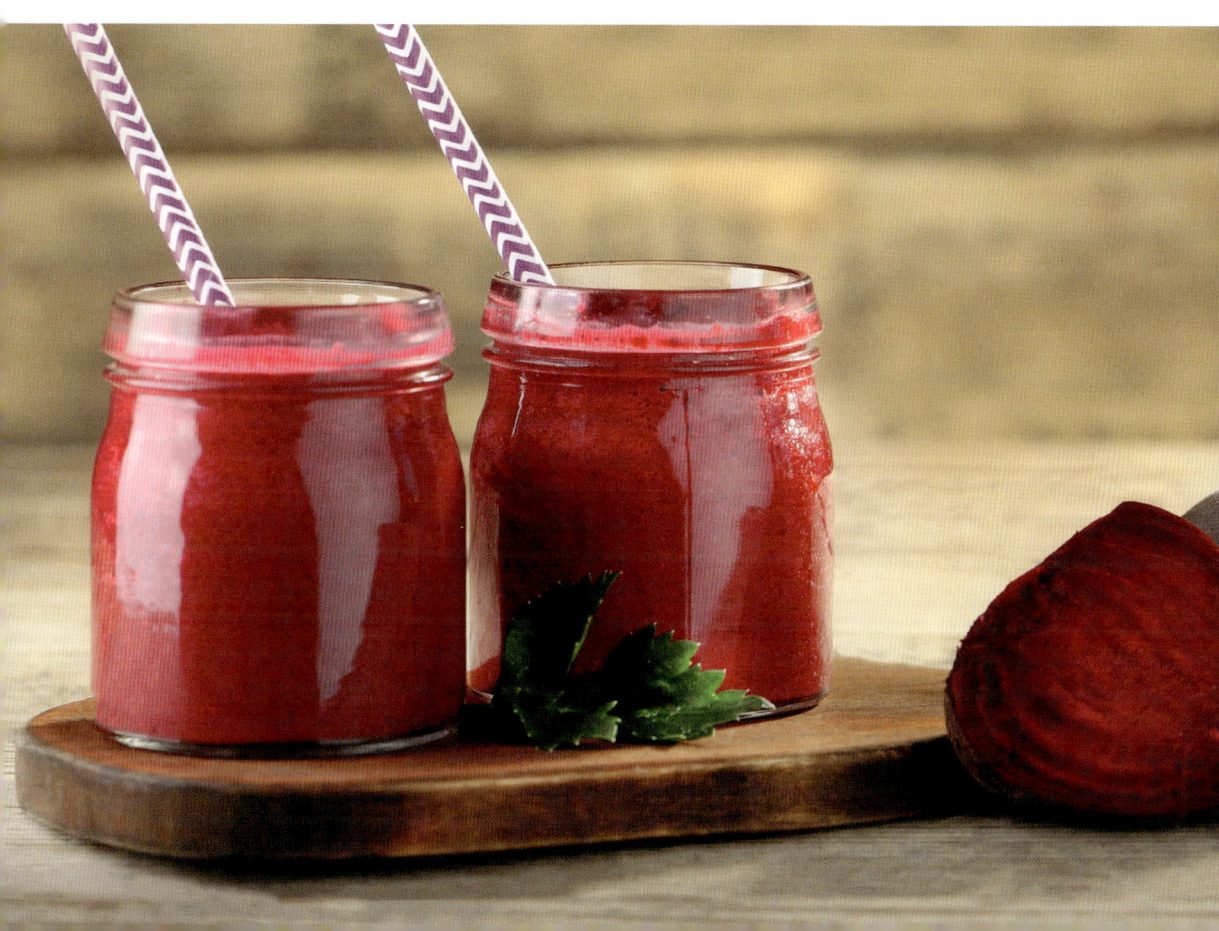

SPINAT-ERDBEER-SMOOTHIE (FOTO)

Für 1 Person

⭐ 2 Handvoll Blattspinat

⭐ ½ Avocado

6 Erdbeeren

200 ml Wasser

⭐ 6 Walnusshälften

⭐ 1 EL Leinöl

2–3 Basilikumblättchen

Zubereitungszeit:
ca. 10 Min.

1 Blattspinat waschen und verlesen. Avocadofruchtfleisch aus der Schale lösen und in Würfel schneiden. Erdbeeren waschen, putzen und halbieren.

2 Spinat und Avocado mit dem Wasser in einen Mixer geben und kräftig pürieren. Anschließend Erdbeeren und Walnusskerne dazugeben und mixen. Zum Schluss das Leinöl hinzufügen und erneut kurz aufmixen.

3 Den Smoothie in ein Glas füllen und mit den Basilikumblättern garnieren.

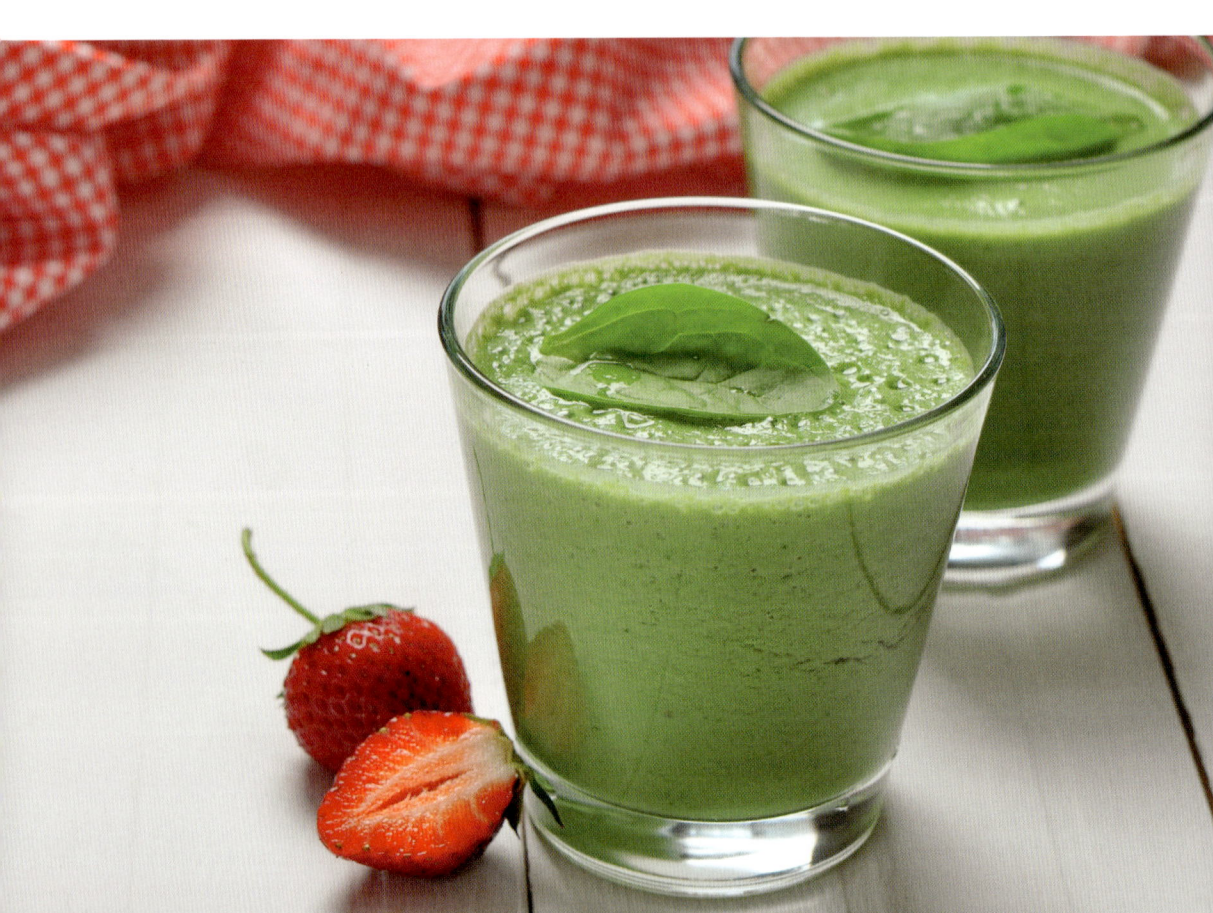

ROSENKOHLAUFSTRICH

1   Rosenkohlröschen waschen, putzen und vierteln. Rukola waschen und grob zerpflücken. Zwiebel abziehen und in kleine Würfel schneiden.

2   In einer Pfanne das Olivenöl erhitzen. Zwiebelwürfel und Rosenkohl darin ca. 5 Minuten dünsten. Anschließend den Rukola und ca. 100 ml Wasser dazugeben und bei kleiner Hitze 5–8 Minuten dünsten, bis der Rosenkohl weich ist. Das Gemüse mit Salz und Pfeffer würzen.

3   Petersilie waschen, trockenschütteln, die Blättchen abzupfen und fein hacken. Zitrone auspressen. Das Fruchtfleisch aus der Avocadoschale lösen, in Würfel schneiden und mit dem Zitronensaft beträufeln.

4   Anschließend das gedünstete Gemüse mit der Avocado mischen und alles mit einem Pürierstab mixen.

5   Die gehackte Petersilie und Koriander darunter mischen und nach Belieben mit Salz und Pfeffer würzen.

TIPPS   Der Aufstrich ist in einem gut verschlossenen Gefäß im Kühlschrank 2–3 Tage haltbar.
Er schmeckt zu frischem Vollkornbrot, zu Käse und Fisch ⭐.
Wer den Aufstrich gerne etwas kerniger mag, weicht über Nacht je 1 EL Sonnenblumen- und Kürbiskerne ein. Einweichwasser verwerfen und die Kernmischung in einem Mixer kurz hacken und unter den Aufstrich mischen.

Für 4 Personen

250 g Rosenkohl ⭐
50 g Rukola ⭐
½ rote Zwiebel
1 EL Olivenöl
Salz und Pfeffer
½ Bund Petersilie ⭐
½ Zitrone ⭐
½ Avocado ⭐
½ TL gemahlener Koriander

**Zubereitungszeit:
ca. 35 Min.**

GRÜNER SALAT-SMOOTHIE

Für 1 Person

⭐ 1 Handvoll Feldsalat

⭐ 1 Handvoll Endiviensalat

⭐ 1 Banane

200 ml Wasser

⭐ 1 TL Gerstengraspulver

**Zubereitungszeit:
ca. 10 Min.**

1 Feld- und Endiviensalat putzen und gründlich waschen. Banane schälen und in Scheiben schneiden.

2 Feldsalat mit der Hälfte des Wassers in einen Mixer geben und kräftig pürieren. Anschließend den Endiviensalat, das restliche Wasser und die Banane dazugeben (zwei Scheiben der Banane zurückbehalten für die Garnitur) und erneut mixen.

3 Zum Schluss das Gerstengraspulver untermischen und den Smoothie in ein Glas gießen. Mit den zurückbehaltenen Bananenscheiben garnieren.

AVOCADO-CASHEW-AUFSTRICH

Für 1 Person

30 g Cashewkerne

⭐ ½ Avocado

⭐ 1 Knoblauchzehe

⭐ 3 Korianderblätter

Salz und Pfeffer

**Zubereitungszeit ohne
Einweichen: ca. 10 Min.**

1 Cashewkerne über Nacht einweichen. Einweichwasser verwerfen.

2 Fruchtfleisch aus der Avocadoschale lösen und in Würfel schneiden. Knoblauch abziehen und durch eine Knoblauchpresse drücken. Korianderblätter waschen und fein hacken.

3 Cashewkerne, Avocado und Knoblauch in einen Mixer geben und kräftig pürieren. Anschließend mit Salz und Pfeffer abschmecken und die gehackten Korianderblätter untermischen.

TIPPS Wer den Aufstrich gerne isst, sollte gleich mehrere Portionen zubereiten. Dann ist es sinnvoll, etwas Zitronensaft (für 4 Portionen ½ Zitrone auspressen) darunter zu mischen, damit sich der Aufstrich nicht dunkel färbt. Der Aufstrich ist in einem geschlossenen Behältnis aufbewahrt im Kühlschrank ca. 3–4 Tage haltbar.
Besonders lecker schmeckt der Aufstrich auf frischem Vollkornbrot. Dazu passen ein paar Cocktailtomaten ⭐ oder Rohkost.
Anstelle der Avocado kann man auch 2 Artischockenherzen ⭐ (aus dem Glas) für den Aufstrich verwenden.

ARTISCHOCKEN-AUFSTRICH MIT BÄRLAUCH (FOTO)

1 Bärlauch oder Blattspinat waschen und verlesen. Knoblauchzehe abziehen und durch eine Knoblauchpresse drücken.

2 Artischocken und Sonnenblumenkerne in einen Mixer geben und kräftig mixen. Anschließend Frischkäse und Bärlauch bzw. Blattspinat dazugeben und erneut kräftig pürieren. Den Aufstrich mit Salz und Pfeffer abschmecken.

INFO Knoblauch ⭐ fördert die Entgiftung. Die Inhaltsstoffe Allicin, Selen und viele Schwefelverbindungen machen den Knoblauch zu einem Leber-stärkenden Lebensmittel, denn sie aktivieren die lebereigenen Enzyme.

Für 2 Personen

20 g Bärlauch ⭐
(alternativ Blattspinat)

1 Knoblauchzehe ⭐

50 g Artischockenherzen ⭐
(aus dem Glas)

1 EL Sonnenblumenkerne

50 g Ziegenfrischkäse

Salz und Pfeffer

**Zubereitungszeit:
ca. 10 Min.**

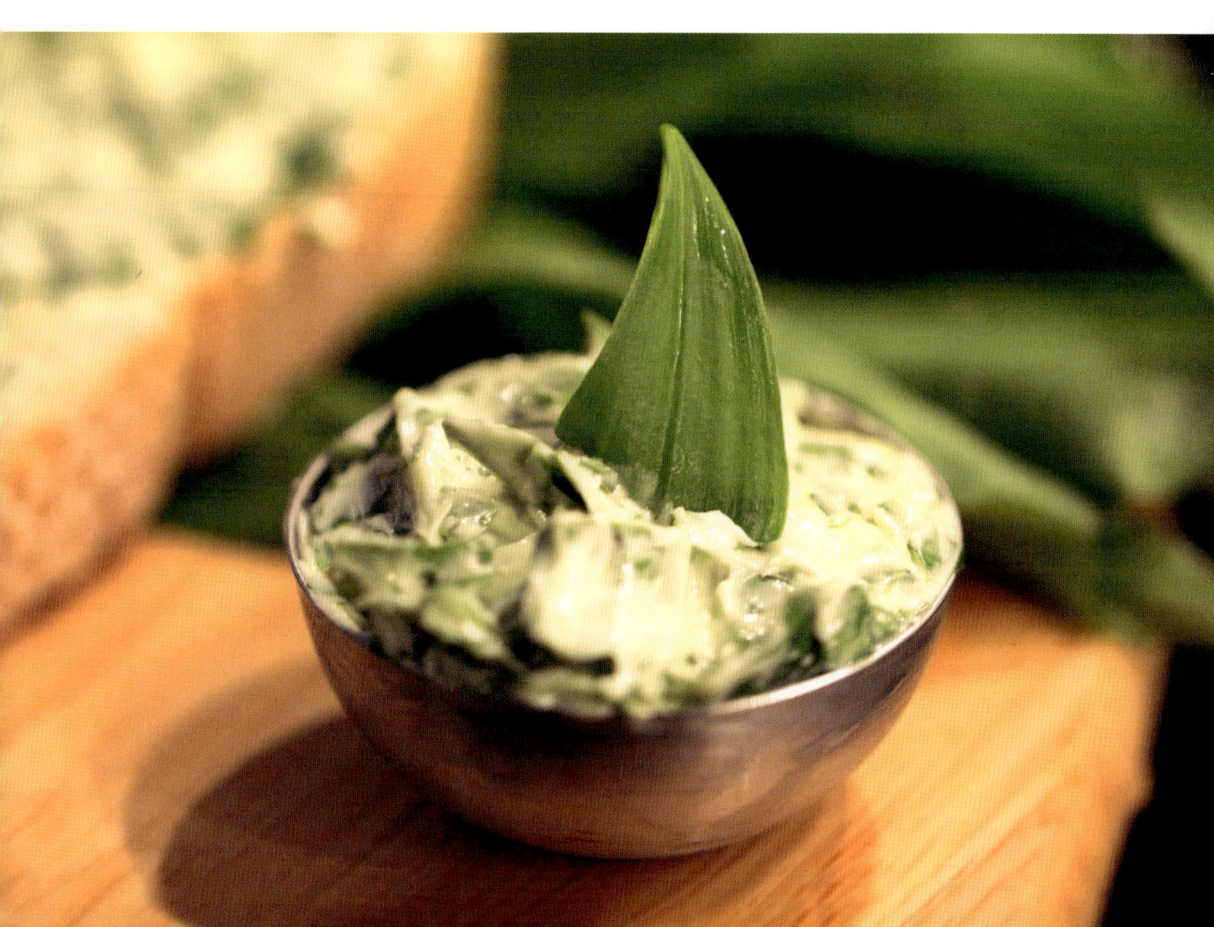

ROTE-LINSEN-SUPPE MIT KURKUMA

Für 1 Person

⭐ 80 g rote Linsen

1 Karotte

⭐ 1 Stück frischer Ingwer (ca. 2 cm)

⭐ 1 Knoblauchzehe

½ Stange Lauch

⭐ 1 Stängel Koriandergrün

⭐ 1 EL Kokosöl

⭐ 1 TL Kurkuma

250 ml Gemüsebrühe

Salz und Pfeffer

100 ml Kokosmilch

Zubereitungszeit: ca. 35 Min.

1 Rote Linsen in ein Haarsieb geben und unter fließend kaltem Wasser abspülen. Linsen mit ca. 200 ml Wasser in einen Topf geben und zum Kochen bringen. Bei mittlerer Hitze ca. 15 Minuten köcheln lassen, überschüssiges Wasser abgießen.

2 Karotte waschen, putzen und in Würfel schneiden. Ingwer fein reiben. Knoblauch abziehen und in Würfel schneiden. Lauch waschen, putzen und in feine Ringe schneiden. Koriandergrün waschen, trockentupfen und fein hacken.

3 In einem weiteren Topf das Kokosöl erhitzen. Darin Ingwer, Knoblauch und Karotte kurz (ca. 2–3 Minuten) dünsten, dann Kurkuma dazugeben und gut umrühren.

4 Das Ganze mit der Gemüsebrühe aufgießen und zum Kochen bringen. Die Linsen dazugeben und ca. 5 Minuten köcheln lassen.

5 Anschließend den Lauch unterrühren und weitere 3-4 Minuten kochen lassen. Mit Salz und Pfeffer abschmecken. Vor dem Servieren die Kokosmilch unterrühren und mit dem Koriandergrün bestreuen.

TIPP Für die Suppe eignen sich auch sehr gut Kichererbsen ⭐, die man jedoch über Nacht einweichen sollte, um die Garzeit zu verkürzen. Oder man nimmt die Kichererbsen aus der Dose.

CREMIGE CHICORÉE-SÜSSKARTOFFEL-SUPPE (FOTO)

1 Chicorée waschen, putzen, den Strunk entfernen und den Spross in Streifen schneiden.

2 Süßkartoffel waschen, schälen und in Würfel schneiden. Knoblauchzehe abziehen und fein hacken.

3 In einem Topf Olivenöl erhitzen und darin Chicorée, Süßkartoffel und Knoblauch etwa 2–3 Minuten anbraten.

4 Anschließend Kurkuma darübergeben und mit der Gemüsebrühe aufgießen. Die Suppe zum Kochen bringen und bei mittlerer Hitze ca. 20 Minuten köcheln lassen.

5 Danach die Suppe mit einem Pürierstab fein mixen. Nach Belieben mit Salz, Pfeffer und Muskat abschmecken. Kresse waschen. Kurz vor dem Servieren die Sahne unter die Suppe rühren und mit der Kresse bestreuen.

Für 1 Person

1 Chicorée ⭐
1 Süßkartoffel ⭐
1 Knoblauchzehe ⭐
1 EL Olivenöl
1 TL Kurkuma ⭐
300 ml Gemüsebrühe
Salz und Pfeffer
1 Prise Muskatnuss
20 g Kresse ⭐
1 EL Sahne

Zubereitungszeit: ca. 40 Min.

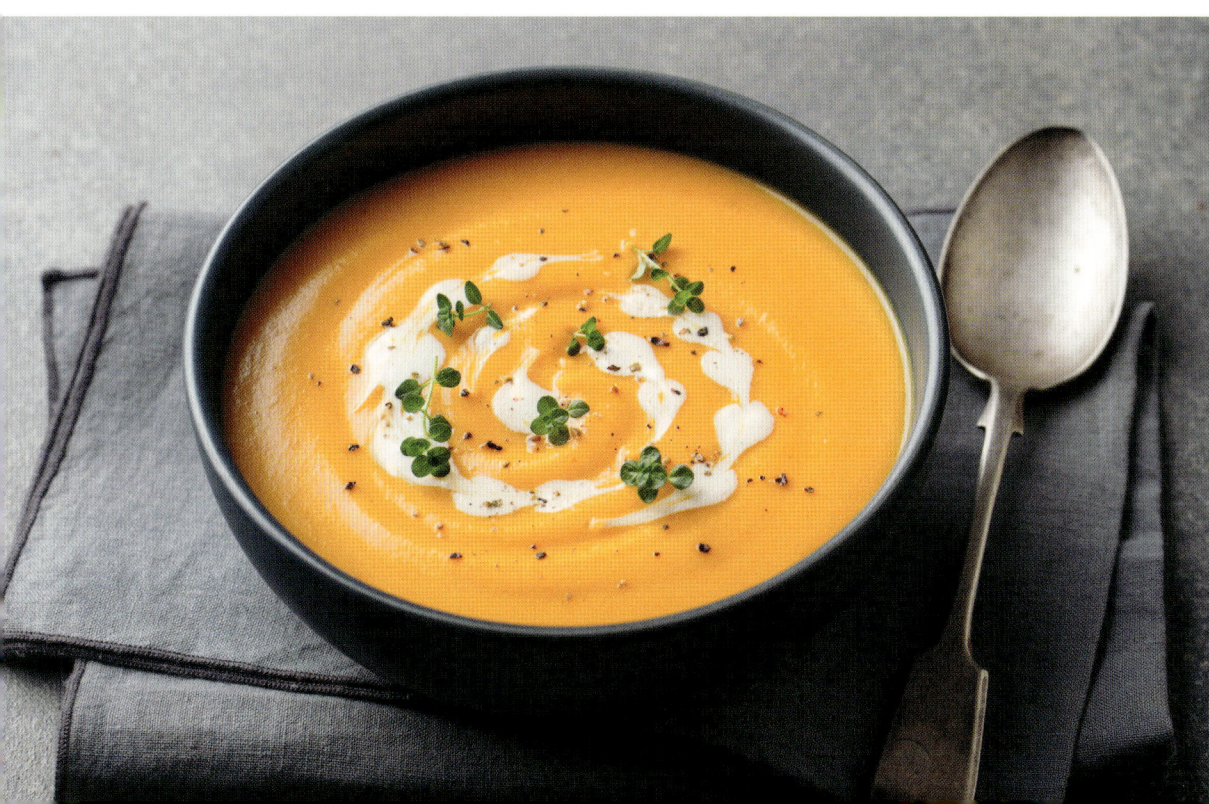

ROSENKOHLSUPPE (FOTO)

Für 1 Person

⭐ 100 g Rosenkohl

1 Pastinake

½ Zwiebel

⭐ 1 Knoblauchzehe

⭐ 1 EL Kokosöl

200 ml Gemüsebrühe

100 ml Kokosmilch

Salz und Pfeffer

Zubereitungszeit:
ca. 35 Min.

1 Rosenkohl waschen, putzen und halbieren. Pastinake waschen, schälen und in Würfel schneiden. Zwiebel und Knoblauch abziehen und in feine Würfel schneiden.

2 In einem höheren Topf Kokosöl erhitzen und Zwiebel, Knoblauch, Pastinake und Rosenkohl kurz darin anbraten, dann mit der Gemüsebrühe aufgießen. Bei mittlerer Hitze ca. 15 Minuten köcheln lassen.

3 Kurz vor Ende der Garzeit 2 Rosenkohlröschen herausnehmen und beiseitelegen. Die Suppe mit einem Pürierstab pürieren und die Kokosmilch unterrühren. Die Suppe mit Salz und Pfeffer würzen.

4 Vor dem Servieren den beiseitegelegten Rosenkohl unterheben.

TIPP Mit gerösteten Sonnen- und Kürbiskernen erhält die Suppe einen besonderen »Pfiff«. Dafür in einer heißen Pfanne je 1 EL Sonnen- und Kürbiskerne ohne Fett unter ständigem Rühren kurz anrösten.

RETTICHSUPPE MIT DILL

Für 1 Person

⭐ 1 Rettich, weiß

1 Kartoffel

⭐ 1 Stück frischer Ingwer
(ca. 1 cm)

2 Dillzweige

250 ml Gemüsebrühe

Salz und Pfeffer

1 EL Crème fraîche

Zubereitungszeit:
ca. 30 Min.

1 Rettich waschen, putzen und würfeln. Kartoffel waschen, schälen und in Würfel schneiden. Ingwer mit Schale würfeln. Dillzweige waschen, trockenschütteln und die Dillspitzen abzupfen.

2 Rettich- und Kartoffelwürfel mit der Gemüsebrühe in einen Topf geben und alles zum Kochen bringen. Etwa 15 Minuten bei mittlerer Hitze köcheln lassen.

3 Anschließend einige Rettich- und Kartoffelwürfel (1–2 EL) aus der Suppe nehmen und beiseitelegen. Die Suppe mit einem Pürierstab sämig mixen. Nach Belieben mit Salz und Pfeffer kräftig abschmecken.

4 Die Suppe in einen Teller geben, die beiseitegelegten Rettich- und Kartoffelwürfel untermischen, Crème fraîche in die Mitte setzen und mit den Dillspitzen bestreuen.

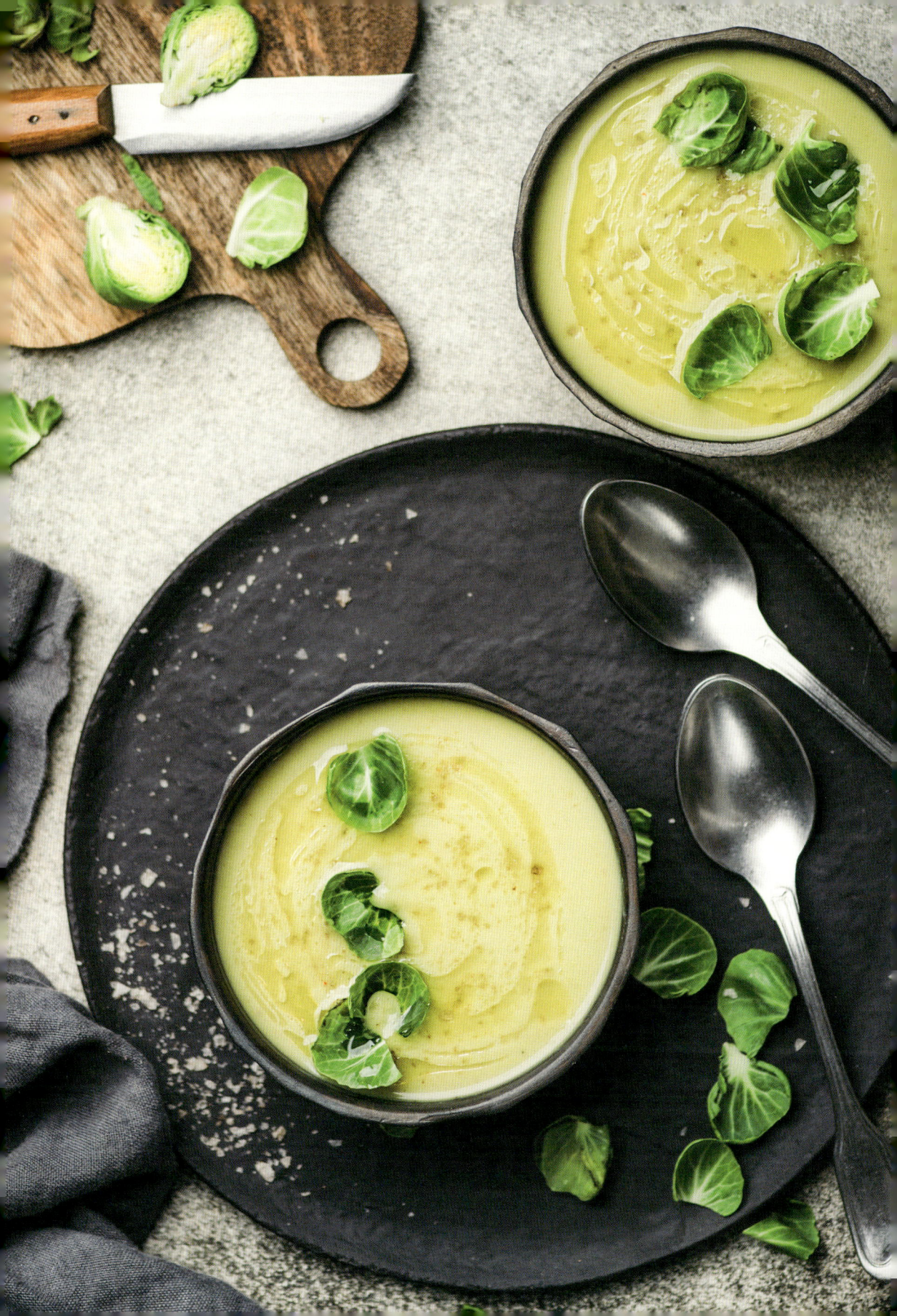

KAROTTEN-MAIS-SUPPE

Für 2 Personen

2 Karotten

⭐ 1 Stück frischer Ingwer
(ca. 2 cm)

⭐ ½ Bund Petersilie

1 EL Olivenöl

⭐ 1 EL Kurkuma

1 EL Currypulver

200 ml Gemüsebrühe

85 g Mais (aus der Dose)

100 ml Kokosmilch

Salz und Pfeffer

⭐ 1 TL Leinöl

**Zubereitungszeit:
ca. 25 Min.**

1 Karotten waschen, putzen und in Würfel schneiden. Ingwer mit Schale fein reiben. Petersilie waschen, trockenschütteln und fein hacken.

2 In einem Topf das Olivenöl erhitzen. Darin Karotten und Ingwer ca. 2 Minuten andünsten. Kurkuma und Currypulver dazugeben und 1 Minute dünsten.

3 Mit der Gemüsebrühe ablöschen und die Suppe zum Kochen bringen. Bei mittlerer Hitze ca. 15 Minuten köcheln lassen.

4 Anschließend die Suppe mit einem Pürierstab mixen. Mais und Kokosmilch dazugeben und auf kleinster Stufe weitere 5 Minuten köcheln lassen. Nach Belieben mit Salz und Pfeffer abschmecken.

5 Die Suppe in einen Teller geben, das Leinöl darüber träufeln und mit der Petersilie bestreuen.

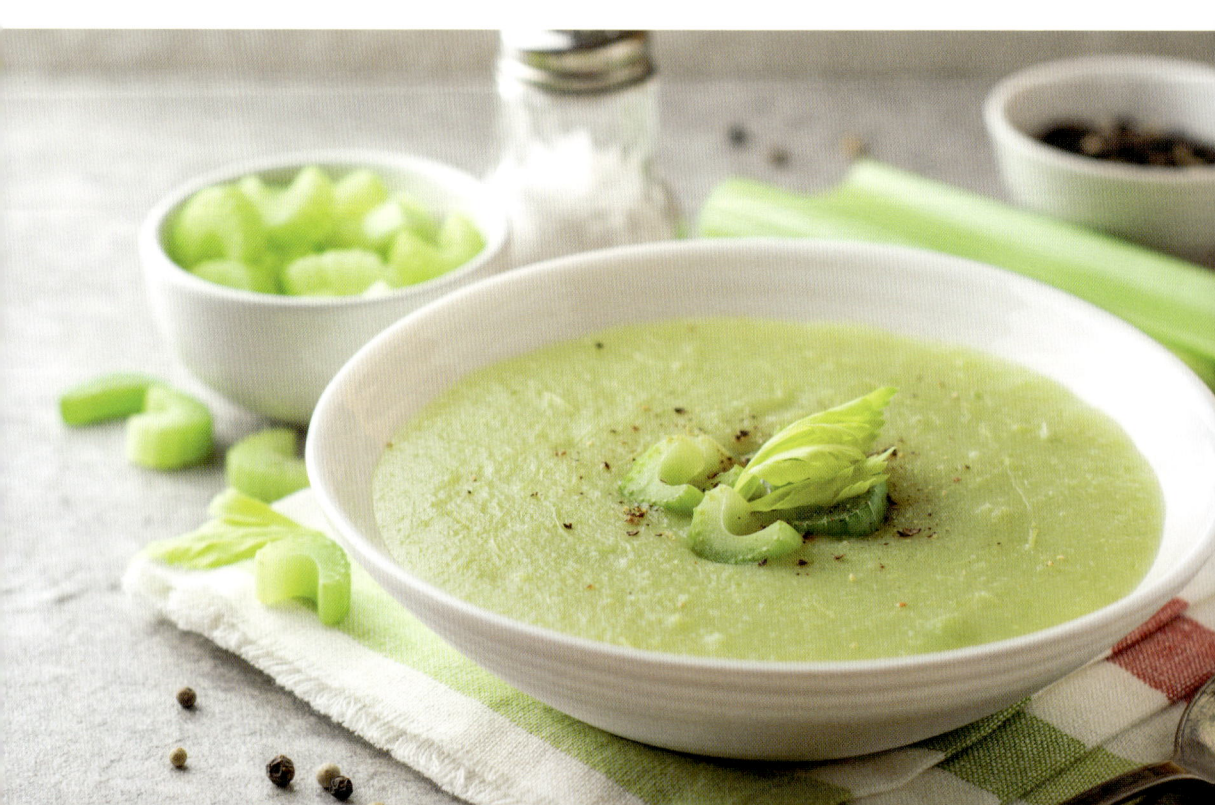

SELLERIESUPPE MIT GERÖSTETEN KÜRBISKERNEN (FOTO)

1   Knollensellerie putzen, waschen und in Würfel schneiden. Stangensellerie waschen, das Grün abzupfen, grob hacken und beiseitestellen. Selleriestange in feine Ringe schneiden.

2   Kartoffel waschen, schälen und in grobe Würfel schneiden. Knoblauchzehe abziehen und fein würfeln. Ingwer mit der Schale fein reiben.

3   In einer heißen Pfanne ohne Öl die Kürbiskerne kurz anrösten und beiseitestellen.

4   In einem Topf das Kokosöl erhitzen und darin Knoblauch, Ingwer, Knollensellerie und Kartoffel kurz anbraten (ca. 2 Minuten). Mit der Gemüsebrühe auffüllen und zum Kochen bringen. Die Suppe bei mittlerer Hitze ca. 10 Minuten köcheln lassen.

5   Anschließend Stangensellerie dazugeben und weitere 5–8 Minuten köcheln lassen. Die Suppe mit einem Pürierstab mixen. Nach Belieben mit Salz, Pfeffer und Muskatnuss kräftig würzen.

6   Zum Schluss die Kokosmilch unterrühren. Die Suppe in einen Teller geben und mit den gerösteten Kürbiskernen und dem gehackten Selleriegrün bestreuen.

TIPP Anstelle der Kürbiskerne können Sie auch geröstete Brotwürfel zur Suppe reichen. Dafür frisches Roggenvollkornbrot in Würfel schneiden und in einer heißen Pfanne mit etwas Olivenöl kross rösten.

Für 1 Person

200 g Knollensellerie
1 Stangensellerie
1 Kartoffel
1 Knoblauchzehe ⭐
1 Stück frischer Ingwer ⭐ (ca. 2 cm)
2 EL Kürbiskerne
1 EL Kokosöl ⭐
200 ml Gemüsebrühe
Salz und Pfeffer
1 Prise Muskatnuss
100 ml Kokosmilch

Zubereitungszeit: ca. 30 Min.

ROTE-BETE-SUPPE (FOTO)

Für 1 Person

50 g Sonnenblumenkerne

30 g Cashewkerne

⭐ 125 g Rote Bete, gegart

1 Selleriestange

⭐ 1 Stück frischer Ingwer (ca. 2 cm)

⭐ 1 TL Kokosöl

300 ml Gemüsebrühe

Salz und Pfeffer

1 TL Crème fraîche

1 TL geriebener Meerrettich (aus dem Glas)

Zubereitungszeit ohne Einweichen: ca. 20 Min.

1 Sonnenblumen- und Cashewkerne über Nacht einweichen. Einweichwasser verwerfen und die Kerne in einem Mixer kräftig pürieren.

2 Rote Bete in Würfel schneiden. Stangensellerie waschen, putzen, Selleriegrün abzupfen und beiseitelegen. Dann die Selleriestange in feine Ringe schneiden. Ingwer fein reiben.

3 In einem Topf das Kokosöl erhitzen. Ingwer und Rote Bete dazugeben, kurz dünsten und mit der Gemüsebrühe aufgießen. Die Sonnenblumen-Cashewkern-Mischung darunter mischen (am besten mit einem Schneebesen).

4 Die Suppe zum Kochen bringen und bei kleiner Hitze ca. 5–8 Minuten köcheln lassen. Den Sellerie dazugeben und weitere 5 Minuten köcheln. Mit Salz und Pfeffer kräftig abschmecken.

5 Die Suppe in einen Teller füllen. Nach Belieben Crème fraîche mit dem geriebenen Meerrettich verrühren und vor dem Servieren in die Mitte der Suppe geben.

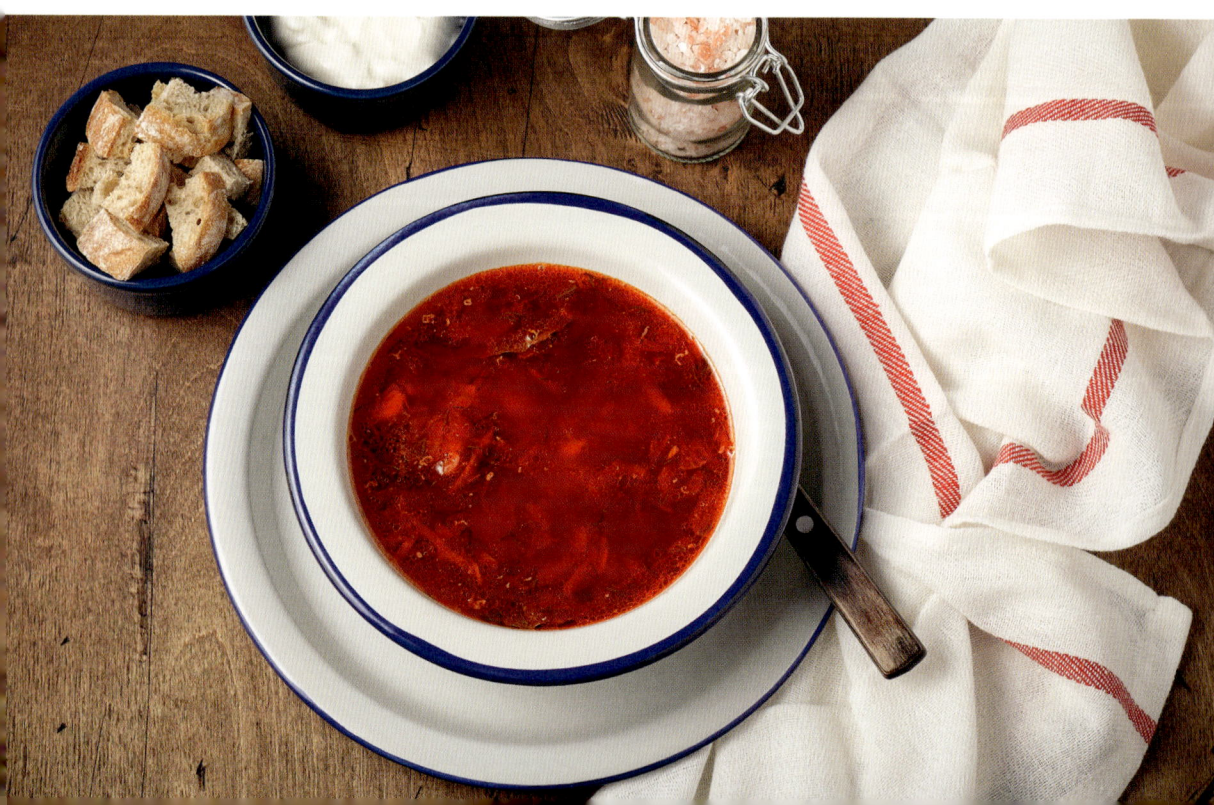

ENDIVIEN-GEMÜSESUPPE

1 Endiviensalat putzen, in Streifen schneiden und waschen. Paprikaschote waschen, Kernhaus entfernen und die Schote in Würfel schneiden.

2 Karotte waschen, schälen und in Scheiben schneiden. Brokkoliröschen putzen und waschen. Selleriestange putzen, waschen und in Ringe schneiden. Chili waschen, putzen, entkernen und in feine Ringe schneiden.

3 Zwiebel abziehen und fein würfeln. Petersilie waschen, trockenschütteln, Blätter abzupfen und fein hacken.

4 In einem Topf das Olivenöl erhitzen und darin Zwiebel, Karotte, Chili und Selleriestange kurz anbraten, mit der Gemüsebrühe aufgießen und bei mittlerer Hitze ca. 5 Minuten leicht köcheln lassen.

5 Dann die Paprikaschote und den Brokkoli dazugeben und weitere 5 Minuten köcheln lassen. Anschließend den geschnittenen Endiviensalat in die Suppe geben, die Suppe noch 2–3 Minuten garen.

6 Nach Belieben mit Salz und Pfeffer würzen. Die Suppe auf zwei Teller verteilen und mit der gehackten Petersilie bestreuen.

TIPP Die Suppe kann man ergänzen mit scharf angebratenem gewürfeltem Tofu. Dafür 150 g Tofu mit Salz und Pfeffer kräftig würzen, in Würfel schneiden und in einer heißen Pfanne ohne Fett scharf anbraten.

Die Suppe lässt sich auch noch verfeinern mit Süßkartoffel-Croûtons. Dafür 1 Süßkartoffel ⭐ waschen, schälen und in kleine Würfel schneiden. Auf ein mit Backpapier ausgelegtes Backblech legen und mit etwas Olivenöl (1 EL) bestreichen. Im vorgeheizten Backofen bei 200 °C ca. 10 Minuten backen.

Für 2 Personen

200 g Endiviensalat ⭐
1 rote Paprikaschote
1 Karotte
4 Brokkoliröschen ⭐
1 Selleriestange
½ Chilischote ⭐
1 Zwiebel
½ Bund Petersilie ⭐
2 EL Olivenöl
500 ml Gemüsebrühe
Salz und Pfeffer

Zubereitungszeit: ca. 30 Min.

109

ARTISCHOCKEN-RUCOLA-SUPPE

Für 1 Person

⭐ 50 g Süßkartoffel

⭐ 2 Artischockenherzen
(aus dem Glas)

1 kleine Zwiebel

⭐ 1 Knoblauchzehe

⭐ 50 g Rukola

1 EL Kürbiskerne

1 EL Olivenöl

300 ml Gemüsebrühe

Salz und Pfeffer

1 EL Sahne

**Zubereitungszeit:
ca. 30 Min.**

1 Süßkartoffel waschen, schälen und in grobe Würfel schneiden. Artischockenherzen aus dem Glas nehmen, abtropfen lassen und grob zerkleinern.

2 Zwiebel und Knoblauch abziehen und in feine Würfel schneiden. Rukola waschen, trockenschütteln und in feine Streifen schneiden.

3 Kürbiskerne in einer heißen Pfanne ohne Fett kurz anrösten und beiseitestellen.

4 In einem Topf das Olivenöl erhitzen und darin Zwiebel, Knoblauch und Süßkartoffel etwa 2 Minuten anbraten. Das Gemüse mit der Gemüsebrühe aufgießen und zum Kochen bringen. Bei mittlerer Hitze ca. 5 Minuten köcheln lassen.

5 Dann die Artischockenherzen dazugeben, dabei 2–3 Stückchen beiseitelegen. Die Suppe weitere 3 Minuten köcheln lassen.

6 Mit einem Pürierstab die Suppe pürieren, mit Salz und Pfeffer kräftig würzen. Kurz vor dem Servieren Rukolastreifen und Sahne unterrühren. Die Suppe in einen Teller füllen und mit den gerösteten Kürbiskernen bestreuen.

TIPP Rukola ⭐ ist aufgrund seiner Vielseitigkeit ein beliebtes Kraut, denn es passt genauso gut zu Salat, in Smoothies sowie auch zu Pizza und Pasta. Rukola schmeckt nicht nur lecker, sondern ist auch noch aufgrund seines ausgewählten Nährstoffspektrums extrem gesund. In Verbindung mit Artischocken ⭐, deren Leber-stärkende Wirkung beispiellos sind, ist Rukola mit seinen enthaltenen Senfölen und Bitterstoffen eine zusätzlich Verstärkung. Die enthaltenen Senföle können Cholesterin- und Entzündungswerte positiv beeinflussen.

KOHLRABI-SPINAT-SUPPE (FOTO)

1 Kohlrabiblätter entfernen und das Grün fein hacken. Kohlrabiknolle schälen und in ca. 1 cm große Würfel schneiden.

2 Spinat verlesen, waschen und trockenschütteln. Zwiebel und Knoblauch abziehen und in kleine Würfel schneiden. Löwenzahnblätter waschen und grob zerteilen.

3 In einem Topf das Olivenöl erhitzen und darin Zwiebel und Kohlrabi andünsten. Mit Gemüsebrühe aufgießen, zum Kochen bringen und bei kleiner Hitze ca. 15 Minuten garen.

4 Anschließend 2 EL Kohlrabiwürfel herausnehmen und die restliche Suppe mit einem Pürierstab mixen. Mit Salz, Pfeffer und Kurkuma kräftig würzen.

5 Blattspinat und Löwenzahn dazugeben (2–3 kleine Spinatblätter zurückbehalten) und weitere 3 Minuten garen. Danach alles erneut mit einem Pürierstab mixen. Die Suppe in einen Teller füllen.

6 Crème fraîche in die Mitte geben, mit dem Sesamöl beträufeln und dem restlichen Spinat bestreuen.

Für 1 Person

2 Kohlrabi
150 g Blattspinat ⭐
½ Zwiebel
1 Knoblauchzehe ⭐
3 Löwenzahnblätter ⭐
1 EL Olivenöl
300 ml Gemüsebrühe
Salz und Pfeffer
½ TL Kurkuma ⭐
1 EL Crème fraîche
1 TL Sesamöl

Zubereitungszeit: ca. 30 Min.

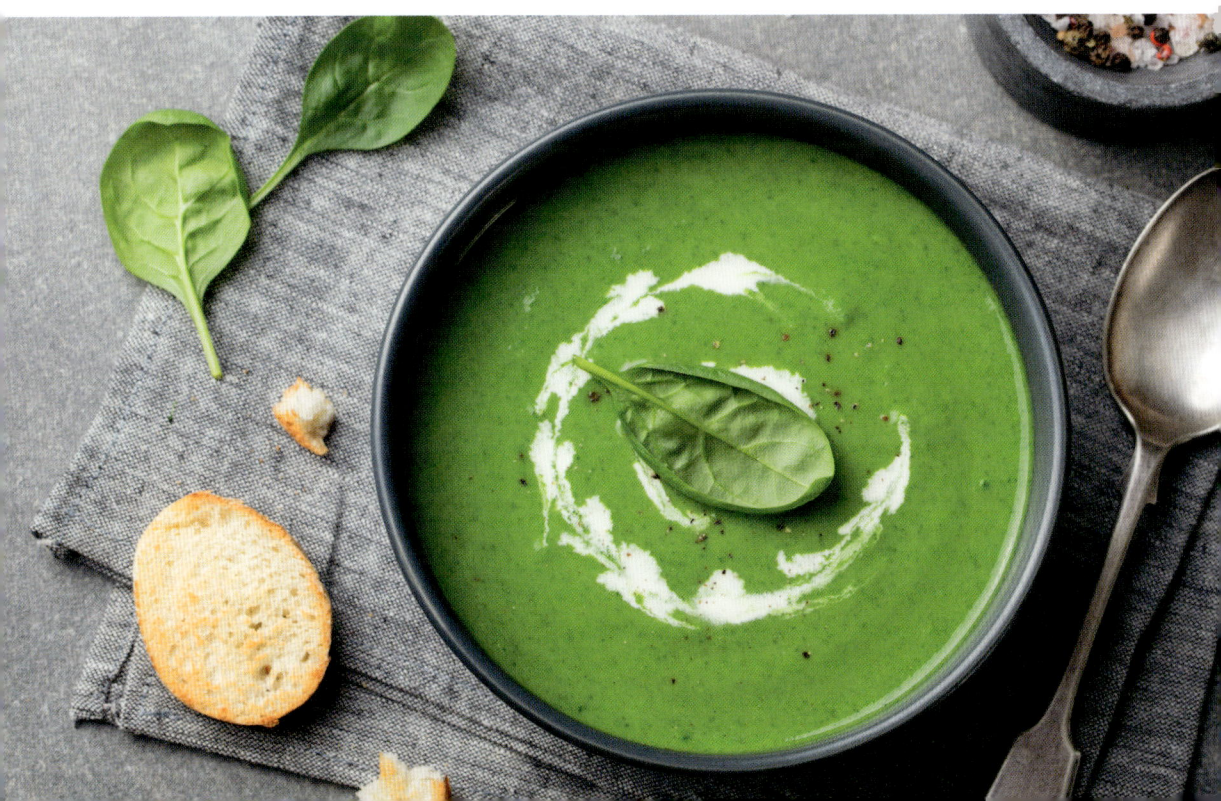

KAROTTEN-PASTINAKEN-NUDELN MIT RUKOLA

Für 1 Person

1 große Pastinake

2 große Karotten

⭐ 3 Cocktailtomaten

⭐ 2 Artischockenherzen (aus dem Glas)

Salz

⭐ 20 g Rukola

1 EL Pinienkerne

50 g Emmentaler

2 EL Olivenöl

Salz und Pfeffer

100 ml Kokosmilch

Zubereitungszeit: ca. 35 Min.

1 Pastinake waschen, putzen und mit dem Gemüsehobel längs in dünne Streifen hobeln. Karotten waschen, putzen und mit dem Gemüseschäler dünne Streifen abziehen. Tomaten waschen und halbieren. Artischockenherzen vierteln.

2 Einen Topf mit Wasser zum Kochen bringen, Salz dazugeben und die Pastinakenstreifen darin ca. 3 Minuten kochen. Herausnehmen und beiseitestellen.

3 Rukola waschen, trockenschütteln und grob zerkleinern.

4 Pinienkerne in einer Pfanne ohne Öl kurz anrösten, herausnehmen und beiseitestellen. Emmentaler reiben.

5 In einer etwas höheren Pfanne Olivenöl erhitzen und darin die Karottenstreifen ca. 2 Minuten anbraten. Die gekochten Pastinaken- streifen und die Artischockenherzen dazugeben. Mit Salz und Pfeffer kräftig würzen.

6 Rukola, Kokosmilch und Pinienkerne dazugeben und erneut abschmecken. Die Gemüsenudeln auf einen Teller geben und mit dem geriebenen Emmentaler bestreuen. Mit den Cocktailtomaten garnieren.

TIPP Sehr gut für Gemüsenudeln eignen sich auch Zucchini, Petersilienwurzeln oder Kürbis. Verfeinern kann man die Nudeln mit Sahne oder Crème fraîche. Gedünsteter oder gebratener Fisch ⭐, wie z. B. Kabeljau oder Seeteufel, ist eine leckere Ergänzung zu den Gemüsenudeln.

LAUCH-TOMATEN-GEMÜSE
MIT ZIEGENFRISCHKÄSE

1 Lauch putzen, waschen und in feine Streifen schneiden. Tomate waschen und in Würfel schneiden. Avocado halbieren, Kern entfernen, das Fruchtfleisch, am besten mit einem Esslöffel, aus der Schale lösen und in Würfel schneiden.

2 Knoblauch und Zwiebel abziehen und in feine Würfel schneiden. Schnittlauch waschen, trockenschütteln und in feine Ringe schneiden.

3 Olivenöl in einer Pfanne erhitzen und Zwiebel, Knoblauch und Lauch darin ca. 3 Minuten braten. Tomaten dazugeben. Bei Bedarf etwas Wasser hinzufügen und weitere 3 Minuten dünsten.

4 Mit Salz, Pfeffer und Muskatnuss abschmecken. Zum Schluss die Avocado darunter mischen. Das Gemüse auf einem Teller anrichten und in die Mitte den Ziegenfrischkäse setzen. Mit dem in Röllchen geschnittenen Schnittlauch bestreuen.

TIPP Im Frühjahr, wenn der Bärlauch ⭐ wieder Saison hat, bietet es sich an, für die Suppe statt Lauch etwas Bärlauch zu verwenden (ca. 1 Handvoll Bärlauchblätter). Bärlauch gründlich waschen und in Streifen geschnitten kurz vor Ende der Garzeit zur Suppe geben. Bärlauch sollte man nicht zu stark erhitzen, da er sonst an Aroma verliert.
Die Blätter des Bärlauchs enthalten ein schwefelhaltiges Lauchöl, das Leber und Galle anregt und den Fettstoffwechsel unterstützt.

Für 1 Person

½ Stange Lauch

1 Tomate ⭐

½ Avocado ⭐

1 Knoblauchzehe ⭐

½ Zwiebel

½ Bund Schnittlauch

1 EL Olivenöl

Salz und Pfeffer

etwas frisch geriebene Muskatnuss

80 g Ziegenfrischkäse

Zubereitungszeit: ca. 20 Min.

BROKKOLI-BLUMENKOHL-AUFLAUF

Für 1 Person

⭐ 150 g Brokkoli

100 g Blumenkohl

150 ml Gemüsebrühe

½ Zwiebel

⭐ 1 Knoblauchzehe

⭐ ½ Bund Petersilie

1 EL Pinienkerne

Salz und Pfeffer

etwas Muskatnuss

50 g Mascarpone

1 Ei

20 g geriebener Parmesan

**Zubereitungszeit:
ca. 50 Min.
plus 25 Min. Backzeit**

1 Den Backofen auf 200 °C (Ober-/Unterhitze) vorheizen. Brokkoli und Blumenkohl putzen, in kleine Röschen teilen und waschen. Härtere Stängelanteile raspeln oder in feine Streifen schneiden.

2 Gemüsebrühe in einem Topf zum Kochen bringen und den Blumenkohl 2 Minuten darin köcheln lassen. Dann den Brokkoli dazugeben und weitere 2–3 Minuten leicht köcheln lassen.

3 Brokkoli und Blumenkohl aus der Brühe nehmen und abtropfen lassen. Die Brühe aufbewahren.

4 Zwiebel und Knoblauch abziehen und in feine Würfel schneiden. Petersilie waschen, trockenschütteln und fein hacken. Pinienkerne in einer heißen Pfanne ohne Fett leicht anrösten.

5 Brokkoli, Blumenkohl, Zwiebel und Knoblauch vermischen, mit Salz, Pfeffer und Muskatnuss würzen und in eine Auflaufform geben. Mascarpone mit etwas aufbewahrter Gemüsebrühe cremig rühren und die Pinienkerne unterheben.

6 Ei und Parmesan kräftig verrühren und zusammen mit der gehackten Petersilie unter die Mascaponecrème rühren. Mit Pfeffer und Muskatnuss leicht würzen.

7 Die Mascarponecrème über dem Gemüse verteilen und den Auflauf im vorgeheizten Backofen oder bei 180 °C (Umluft) ca. 25 Minuten überbacken.

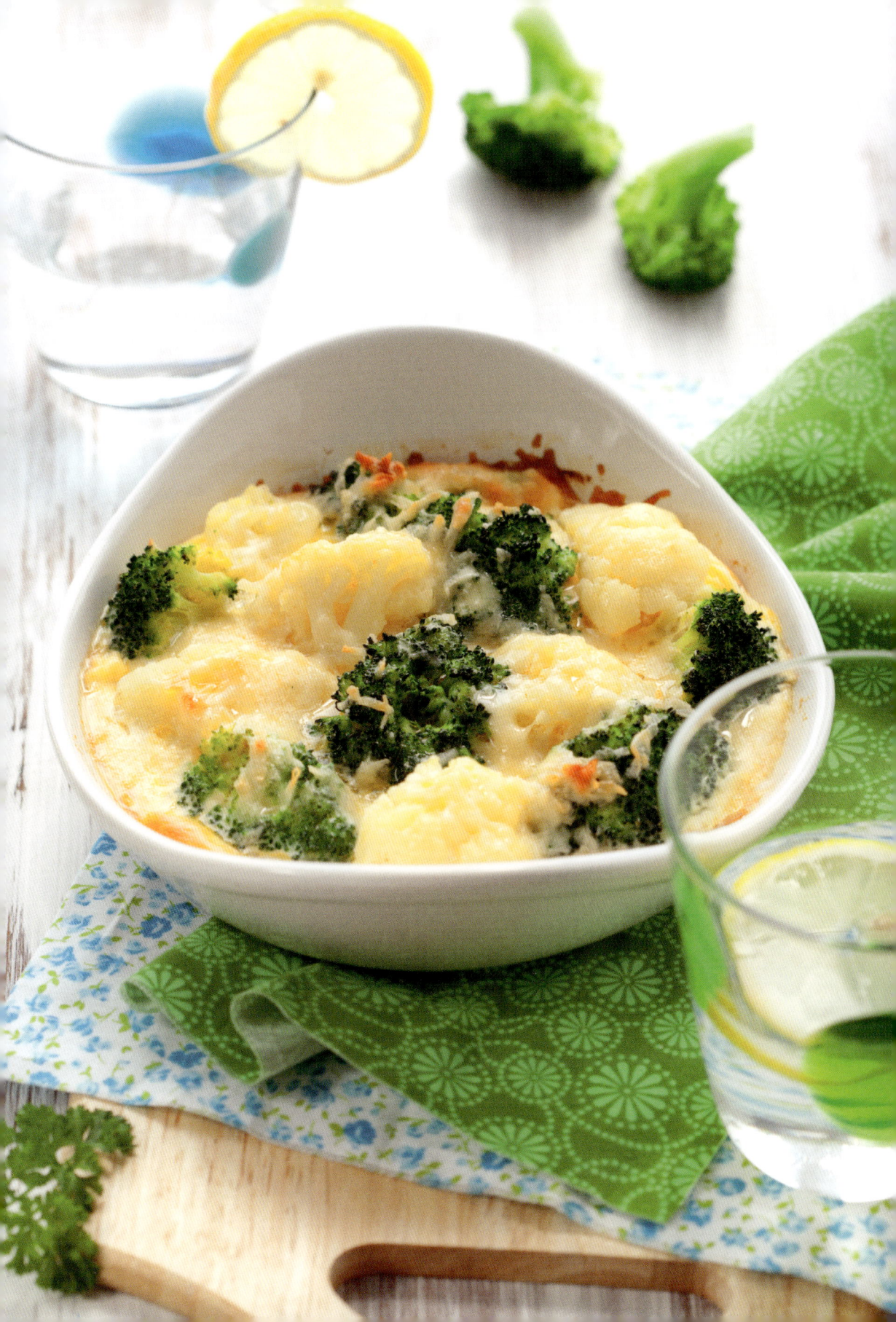

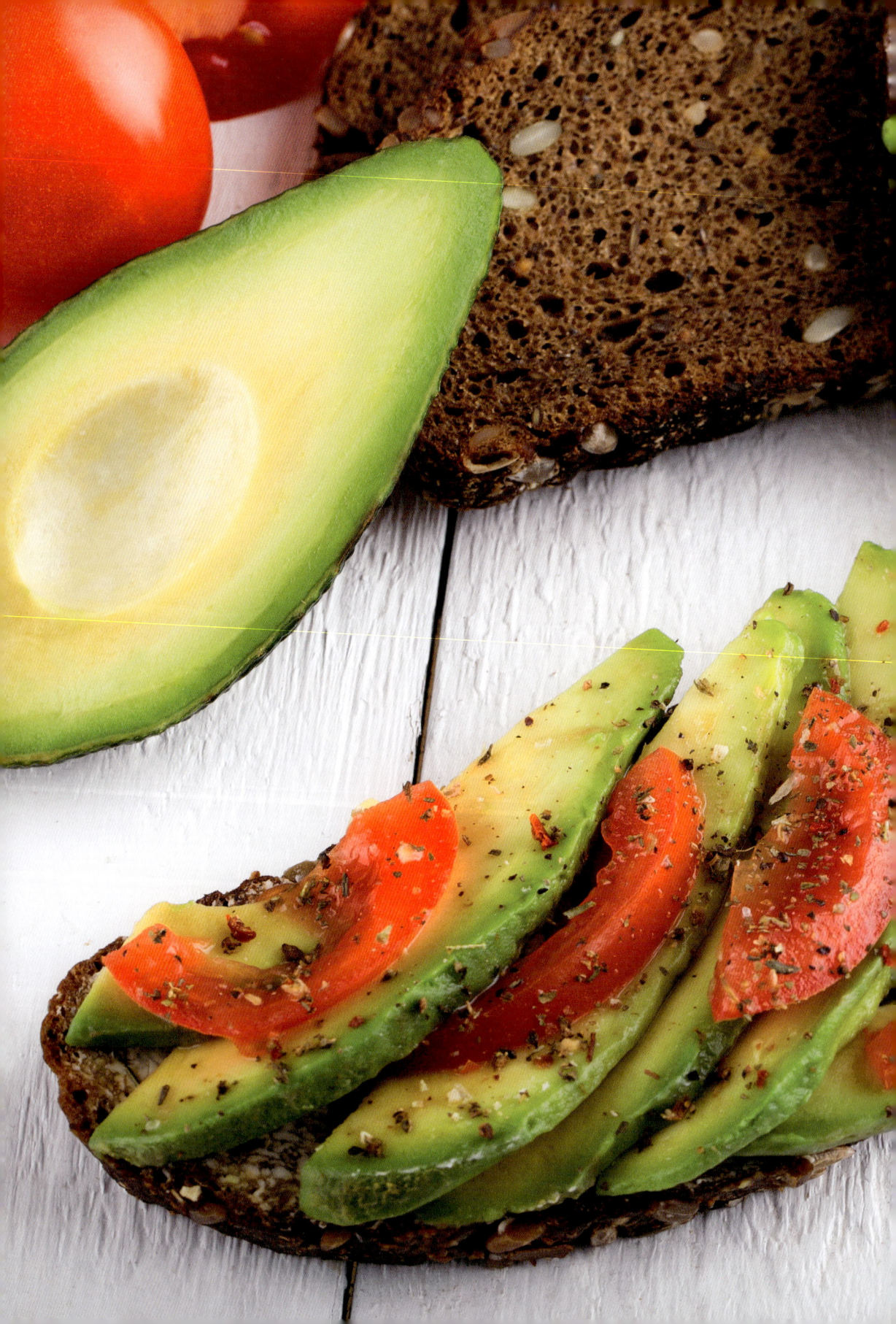

AVOCADO-CARPACCIO

1 Brunnenkresse und Kräuter waschen und trockenschütteln. Blätter bzw. Nadeln abzupfen und fein hacken.

2 Avocado halbieren, Kern entfernen, das Fruchtfleisch, am besten mit einem Esslöffel, aus der Schale lösen und in dünne Spalten schneiden. Die Spalten fächerförmig auf Vollkornbrot legen und sofort mit dem Zitronensaft beträufeln.

3 Tomate waschen und in Spalten schneiden. Mit Brunnenkresse, Rosmarin, Thymian und Basilikum mischen. Mit Salz und Pfeffer würzen und das Olivenöl darunter mischen.

4 Die Tomaten-Kräuter-Mischung auf die Avocadospalten geben. Zum Schluss mit geschrotetem Pfeffer bestreuen.

TIPPS Das Carpaccio kann man auch noch ergänzen mit Schafskäse: Ca. 80 g Feta zerbröseln und darüber verteilen. Das Avocado-Carpaccio sofort servieren, sonst wird die Avocado dunkel.

Wer Liebhaber von Wildkräutern ★ ist, kann Basilikum, Rosmarin und Thymian ersetzen durch Löwenzahnblätter und Sauerampfer. Auch die Kombination aus Brennnesseln, Radieschengrün und Bärlauch schmeckt sehr gut. Gleichzeitig kommt man auch in den Genuss der wertvollen Vitalstoffe, die die Wildkräuter in hoher Konzentration liefern.

Für 1 Person

30 g Brunnenkresse ★

3 Stiele Basilikum

je 1 Stängel Rosmarin und Thymian

1 reife Avocado ★

1–2 Scheiben Roggen-vollkornbrot

1 EL Zitronensaft ★

1 Tomate ★

Salz und Pfeffer

1 EL Olivenöl

Zubereitungszeit: ca. 15 Min.

BROKKOLI-RISOTTO MIT FETA

Für 1 Person

⭐ **200 g Brokkoli**

½ Zwiebel

⭐ **1 Knoblauchzehe**

2 getrocknete Tomaten (ca. 20 g)

⭐ **2 Artischockenherzen (aus dem Glas)**

je 1 Zweig Thymian und Rosmarin

½ Bund Schnittlauch

⭐ **4 Walnusshälften**

4 schwarze Oliven, ohne Stein

50 g Feta

1 EL Olivenöl

150 ml Gemüsebrühe

Salz und Pfeffer

Zubereitungszeit: ca. 35 Min.

1 Brokkoli putzen, grob in Röschen teilen und waschen. Die Röschen klein hacken. Den harten Stiel schälen und in ganz feine Streifen schneiden.

2 Zwiebel und Knoblauch abziehen und in feine Würfel schneiden. Tomaten in feine Streifen schneiden. Artischockenherzen vierteln. Thymian-, Rosmarinzweige und Schnittlauch waschen und trockenschütteln. Die Rosmarinnadeln und Thymianblättchen abzupfen und fein hacken. Schnittlauch in feine Röllchen schneiden.

3 Walnusskerne fein hacken und in einer heißen Pfanne ohne Fett kurz anrösten, herausnehmen und beiseitestellen. Oliven in Ringe schneiden. Feta zerbröseln.

4 In einem Topf oder einer höheren Pfanne Olivenöl erhitzen. Zwiebel und Knoblauch darin glasig dünsten. Den Brokkoli und die Tomaten dazugeben und unterrühren. 3 Minuten anbraten.

5 Mit der Gemüsebrühe aufgießen, die Hälfte der Kräuter zufügen und bei mittlerer Hitze 6 Minuten dünsten lassen, bis die Flüssigkeit weitgehend verdunstet ist.

6 Feta untermischen und das Gemüse mit Salz und Pfeffer abschmecken. Den Brokkoli-Risotto auf einen Teller geben. Olivenringe, Pinienkerne und die restlichen Kräuter darüber geben.

TIPP Anstelle der Walnüsse kann man auch geröstete Mandelblättchen oder Pinienkerne nehmen.

FENCHEL-ARTISCHOCKEN-GEMÜSE MIT ZIEGENFRISCHKÄSE

1 Fenchel waschen und putzen, das Fenchelgrün beiseitelegen. Die Knolle längs halbieren, den harten Strunk herausschneiden und den Fenchel in Spalten schneiden.

2 Paprika waschen, halbieren, die Kerne und weißen Trennwände entfernen und das Fruchtfleisch in Würfel schneiden. Artischockenherzen vierteln. Korianderblätter und Petersilie waschen, trockentupfen und grob hacken.

3 In einer etwas höheren Pfanne das Olivenöl erhitzen und den Fenchel ca. 5 Minuten anbraten. Mit Salz und Pfeffer würzen.

4 Paprika dazugeben und unter Rühren weitere 2 Minuten braten. Mit der Gemüsebrühe aufgießen und Artischocken dazugeben. Alles zum Kochen bringen und bei mittlerer Hitze ca. 4 Minuten garen.

5 Gemüse auf einem Teller anrichten und den Ziegenfrischkäse in die Mitte des Gemüses setzen. Mit dem Fenchelgrün bestreuen.

TIPPS Anstelle des Ziegenfrischkäses kann man auch Fisch ⭐, wie z. B. Seeteufel, Seelachs oder Kabeljau, dazu reichen. Entweder als Filet gebraten oder in mundgerechte Stücke zerteilt, die mit dem Fenchel-Artischocken-Gemüse ein paar Minuten mitköcheln.
Für die vegane Variante: geräucherten Tofu (80 g) in Würfel schneiden, mit Salz, Pfeffer und etwas Olivenöl (1 EL) mischen und zum Gemüse reichen.

Für 1 Person

1 Fenchelknolle

1 rote Paprikaschote

2 Artischockenherzen ⭐
(aus dem Glas)

4 Korianderblätter ⭐

1 Stängel Blattpetersilie ⭐

1 EL Olivenöl

Salz und Pfeffer

150 ml Gemüsebrühe

80 g Ziegenfrischkäse

**Zubereitungszeit:
ca. 30 Min.**

SPARGEL-ARTISCHOCKEN-PFANNE MIT KABELJAUFILET

Für 1 Person

⭐ **200 g weißer Spargel**

⭐ **2 Artischockenherzen (aus dem Glas)**

⭐ **4 Radicchioblätter**

je 1 Zweig Thymian und Rosmarin

⭐ **125 g Kabeljaufilet**

Salz und Pfeffer

⭐ **1 EL Zitronensaft**

1 EL Olivenöl

1 TL scharfer Senf

150 ml Gemüsebrühe

1 EL Sauerrahm

Zubereitungszeit: ca. 20 Min.

1 Spargel schälen und in ca. 3 cm große Stücke schneiden. Artischockenherzen abtropfen lassen und in Viertel schneiden.

2 Radicchioblätter waschen und grob zerpflücken. Thymian- und Rosmarinzweige waschen, trockenschütteln und die Blättchen bzw. die Nadeln abzupfen.

3 Kabeljaufilet abwaschen und trockentupfen. Mit Salz und Pfeffer würzen und mit Zitronensaft beträufeln. Das Kabeljaufilet in mundgerechte Stücke schneiden.

4 In einer etwas höheren Pfanne das Olivenöl erhitzen. Darin die Spargelstücke 4–5 Minuten unter Rühren braten. Artischockenstücke dazugeben und ebenfalls kurz anbraten.

5 Mit Salz und Pfeffer würzen und den Senf unterrühren. Anschließend mit der Gemüsebrühe aufgießen. Die Kabeljaustücke darauflegen und bei mittlerer Hitze ca. 4-5 Minuten dünsten.

6 Zum Schluss den Sauerrahm unterrühren. Radicchioblätter auf einem Teller anrichten und den Fisch mit dem Spargel-Artischocken-Gemüse darauf verteilen. Mit Thymian und Rosmarin bestreuen.

TIPP Spargel ⭐, egal ob weiß, grün oder gar violett, ist ein beliebtes Gemüse, und das ist gut so, denn schließlich ist der Spargel auch sehr gesund. Spargel enthält nicht nur eine Reihe gesundheitsfördernder Vitamine, sondern wirkt auch entwässernd und zugleich entgiftend. So ist er für die Leber und Nieren das ideale Gemüse.

LACHS-CARPACCIO MIT PILZEN

1 Champignons säubern und in sehr feine Scheiben schneiden. Rukola und Schnittlauch waschen und trockenschütteln. Schnittlauch in feine Ringe schneiden.

2 Olivenöl, Apfelessig, Salz und Pfeffer gut verrühren. Knoblauch abziehen, durch eine Knoblauchpresse drücken und unter die Marinade rühren.

3 Rukola auf einem Teller anrichten und mit der Hälfte des Dressings beträufeln. Die dünnen Lachsscheiben auf dem Rucola verteilen.

4 Die Champignonscheiben auf dem Lachs verteilen und mit dem restlichen Dressing beträufeln. Vor dem Servieren die Schnittlauchröllchen darüberstreuen.

Für 1 Person

3 braune Champignons ⭐

20 g Rukola ⭐

½ Bund Schnittlauch

2 EL Olivenöl

2 EL Bio-Apfelessig ⭐

Salz und Pfeffer

1 Knoblauchzehe ⭐

80 g geräucherter Lachs, ⭐
in Scheiben

**Zubereitungszeit:
ca. 15 Min.**

CURRY-NUSS-ZUCCHINI

1 Zucchini waschen, halbieren und aushöhlen, das Fruchtfleisch beiseitestellen, die Hälften salzen.

2 Paprika waschen, halbieren, Kerne entfernen und fein würfeln. Zwiebel abziehen und fein würfeln. Oliven in Scheiben schneiden. Walnusshälften hacken.

3 In einer Pfanne das Öl erhitzen. Zwiebel und Paprika ca. 5 Minuten dünsten. Curry und Kurkuma unterrühren. Zucchinifleisch einrühren und etwa 3 Minuten mitgaren.

4 Mit Apfelessig, Salz und Pfeffer abschmecken. Frischkäse und Olivenringe unterrühren. Die Zucchinihälften damit füllen und mit den gehackten Nüssen bestreuen.

TIPP Wer die Zucchini lieber gegart mag, kann die Hälften zuvor in ca. 50 ml Gemüsebrühe knapp 5 Minuten garen.

Für 1 Person

1 kleine Zucchini

1 gelbe Paprika

1 kleine Zwiebel

4 schwarze Oliven, entsteint

1 EL Olivenöl

1 TL Currypulver

1 TL Kurkuma ⭐

1 EL Bio-Apfelessig ⭐

6 Walnusshälften ⭐

50 g Ziegenfrischkäse

Salz und Pfeffer

**Zubereitungszeit:
ca. 25 Min.**

SEETEUFEL AUF ROTE-BETE-APFEL-SAUCE

Für 1 Person

⭐ 1 Fischfilet, z. B. Seeteufel (ca. 140 – 150 g)

Salz und Pfeffer

⭐ 1 Apfel

⭐ 1 Knolle Rote Bete, gegart

⭐ 1 Stängel glatte Petersilie

2 EL Olivenöl

⭐ ½ TL Kurkuma

½ TL Zimt

150 ml Gemüsebrühe

1 Prise Muskatnuss

1 TL Balsamicoessig

Zubereitungszeit: ca. 30 Min.

1 Seeteufelfilet unter kaltem Wasser abbrausen, trockentupfen und mit Salz und Pfeffer würzen.

2 Apfel waschen, vierteln, Kernhaus entfernen und das Fruchtfleisch in Würfel schneiden. Die vorgegarte Rote Bete in Würfel schneiden. Petersilie waschen, Blätter abzupfen und fein hacken.

3 In einem Topf 1 EL Olivenöl erhitzen und darin Apfelwürfel und Rote Bete unter Rühren dünsten. Kurkuma und Zimt zufügen und unterrühren. Die Gemüsebrühe aufgießen, alles aufkochen und ca. 3-5 Minuten köcheln lassen.

4 Das Gemüse mit Salz, Pfeffer, Muskatnuss und Balsamicoessig abschmecken. Anschließend die Sauce mit einem Pürierstab mixen.

5 In einer Pfanne das restliche Olivenöl erhitzen und das Fischfilet darin von beiden Seiten je 2-3 Minuten braten.

6 Seeteufel mit Rote-Bete-Apfel-Sauce auf einem Teller anrichten und mit der gehackten Petersilie bestreuen.

TIPP Rote Bete ⭐ zeichnet sich durch hohe Gehalte an Beta-Carotin, Carotinoiden und Flavonoiden (sekundäre Pflanzenstoffe) aus. Diese Stoffe verleihen der roten Knolle nicht nur ihre dunkle Farbe, sondern unterstützen zusammen mit ihren Ballaststoffen auch die Reinigung und Regenerierung der Leber.

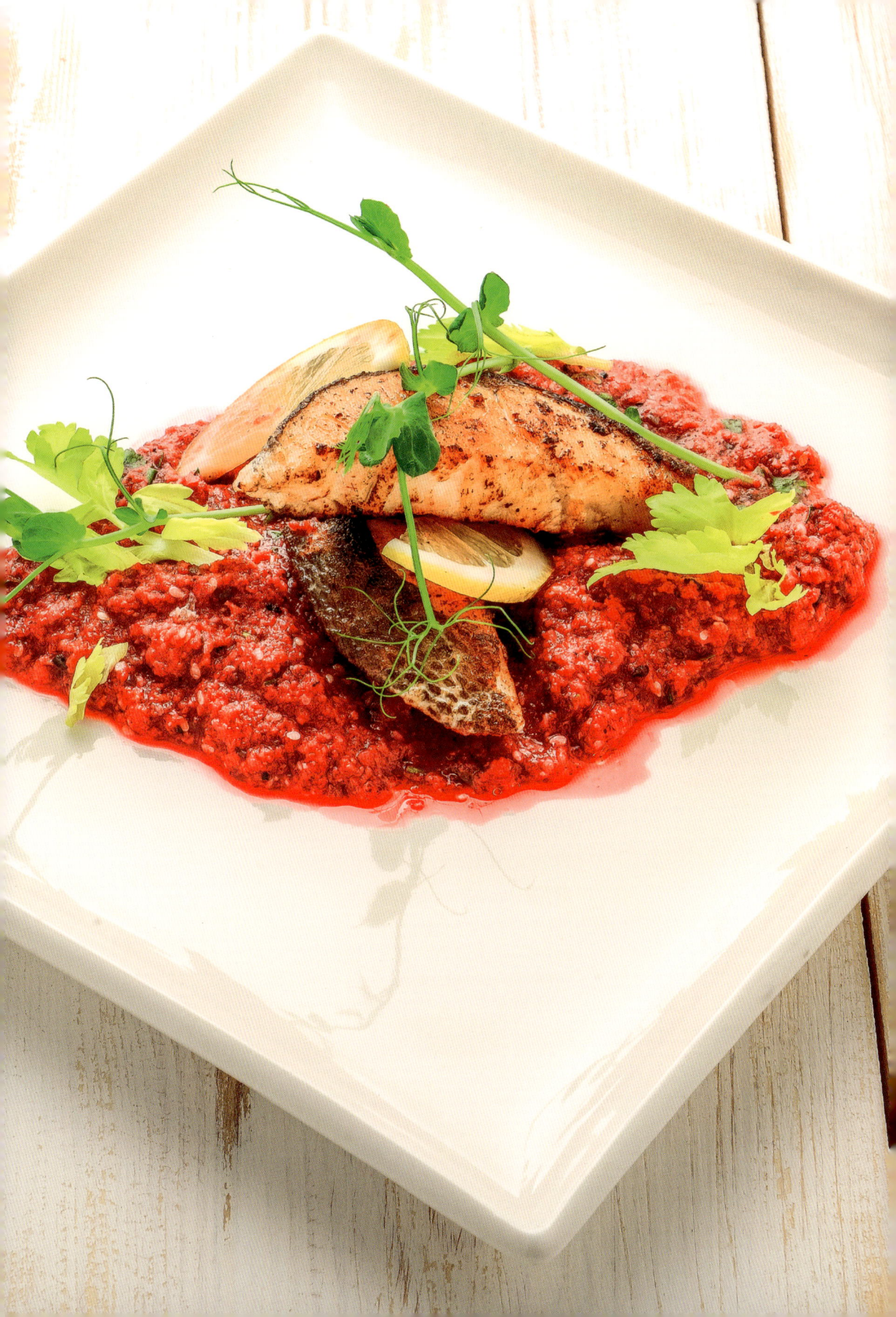

DORADE AUF INGWER-GEMÜSE

Für 1 Person

⭐ 1 Doradenfilet (ca. 130 – 150 g)

Salz und Pfeffer

1 Selleriestange

⭐ 5 Champignons

1 Karotte

⭐ 1 Stück frischer Ingwer (ca. 2 cm)

⭐ 1 Knoblauchzehe

⭐ 6 Korianderblättchen

⭐ 2 EL Kokosöl

⭐ 1 TL Kurkuma

150 ml Gemüsebrühe

1 EL Sahne

Zubereitungszeit: ca. 30 Min.

1 Doradenfilet unter fließend kaltem Wasser abspülen, trockentupfen und mit Salz und Pfeffer würzen. Stangensellerie waschen und putzen. Selleriegrün fein hacken und beiseitestellen. Selleriestange in feine Ringe schneiden.

2 Champignons putzen und in Scheiben schneiden. Karotte waschen, putzen und in kleine Würfel schneiden. Ingwer mit der Schale fein reiben.

3 Knoblauch abziehen und in feine Würfel schneiden. Koriander waschen und die Hälfte in feine Streifen schneiden.

4 In einem Topf 1 EL Kokosöl erhitzen und darin Knoblauch, Ingwer, Karotte und Stangensellerie kurz anbraten (2–3 Minuten). Kurkuma darüber streuen, kurz umrühren und mit der Gemüsebrühe aufgießen. Bei mittlerer Hitze ca. 5 Minuten köcheln lassen.

5 Dann die Champignons dazugeben und weitere 5 Minuten köcheln lassen. Mit Salz und Pfeffer würzen.

6 In einer Pfanne das restliche Kokosöl erhitzen und darin das Doradenfilet von beiden Seiten ca. 2-3 Minuten anbraten. Gemüse mit der Sahne, dem geschnittenen Koriander und dem Selleriegrün mischen. Gemüse und Doradenfilet auf einem Teller anrichten. Mit den restlichen Korianderblättern garnieren.

TIPP Als vegetarische Variante schmeckt das Gemüse auch sehr gut mit Wildreis. Den Wildreis am besten über Nacht einweichen, dann beträgt die Kochzeit nur ca. 10 Minuten. Er kann dann mit dem Gemüse zusammen gegart werden. Ohne Einweichzeit dauert die gesamte Arbeitszeit für das Gericht ca. 1 Stunde.

GARNELENSPIESSE MIT ROSENKOHL UND AVOCADOCRÈME

1 Rosenkohl putzen und waschen. Garnelen in ein Haarsieb geben, unter fließendem Wasser kalt abspülen, abtropfen lassen und bei Bedarf mit einem Küchentuch trockentupfen.

2 Tomaten waschen und halbieren. Zwiebel abziehen und in feine Würfel schneiden. Den frischen Majoranzweig waschen, trockenschütteln, Blättchen abzupfen und fein hacken.

3 In einer Pfanne 1 EL Olivenöl erhitzen und die Garnelen darin scharf anbraten. Mit Salz, Pfeffer und Paprika würzen, aus der Pfanne nehmen und beiseitestellen.

4 Das restliche Olivenöl in die Pfanne geben, erhitzen und den Rosenkohl mit den Zwiebeln darin unter Rühren kurz anbraten (ca. 2 Minuten). Mit Gemüsebrühe und Balsamicoessig aufgießen. Den Rosenkohl bei mittlerer Hitze ca. 8 Minuten dünsten. Dann abgießen.

5 Anschließend im Wechsel Rosenkohl, Garnelen und Tomatenhälften auf die Holzspieße stecken. Die Spieße erneut kurz in die Pfanne legen und erwärmen. Nach Belieben mit Salz, Pfeffer und Paprika abschmecken.

6 In der Zwischenzeit die Avocadocrème zubereiten. Dafür das Fruchtfleisch aus der Avocadoschale lösen und in Würfel schneiden. Knoblauch abziehen und durch eine Knoblauchpresse drücken. Chilischote waschen, putzen, längs halbieren, entkernen und sehr fein würfeln. Korianderblätter waschen, trockentupfen und fein hacken.

7 Avocado, Knoblauch, Chili und Gemüsebrühe in einen Mixer geben und kräftig pürieren. Mit Salz und Pfeffer würzen und die Korianderblätter darunter rühren.

8 Garnelen-Rosenkohl-Spieße mit Avocaodocrème auf einem Teller anrichten und mit Majoran bestreuen.

TIPP Die Avocadocrème passt auch gut zu Fleisch, Fisch, Käse oder gemischtem Ofengemüse.

Für 1 Person

6 Röschen Rosenkohl ⭐

6 Garnelen ⭐

3 Cocktailtomaten ⭐

½ Zwiebel

1 Zweig Majoran (oder ½ TL getrockneter Majoran)

2 EL Olivenöl

Salz und Pfeffer

Paprikapulver

100 ml Gemüsebrühe

1 EL Balsamicoessig

2 Holzspieße

Für die Avocadocrème:

½ Avocado ⭐

1 Knoblauchzehe ⭐

½ Chilischote ⭐

6 Blättchen Koriander ⭐

4-5 EL Gemüsebrühe

Salz und Pfeffer

Zubereitungszeit: ca. 35 Min.

ARTISCHOCKEN-FENCHEL-SALAT
MIT WALNÜSSEN

Für 1 Person

⭐ 1 Artischockenherz
(aus dem Glas)

1 Fenchelknolle

2 Zweige Basilikum

⭐ 2 Cocktailtomaten

⭐ ½ reife Avocado

⭐ 1 EL Bio-Apfelessig

100 ml Gemüsebrühe

Salz und Pfeffer

1 EL Olivenöl

⭐ 8 Walnusshälften

**Zubereitungszeit:
ca. 15 Min.**

1 Artischockenherz aus dem Glas nehmen, abtropfen lassen und fein zerteilen. Fenchel putzen, waschen, den Strunk entfernen und in dünne Scheiben hobeln.

2 Basilikum waschen, abzupfen, einige Blättchen für die Garnitur zur Seite legen und die anderen in feine Streifen schneiden. Cocktailtomaten waschen und halbieren.

3 Das Fruchtfleisch aus der Avocado lösen und mit einer Gabel fein zerdrücken. Mit Apfelessig und Gemüsebrühe zu einem cremigen Salatdressing verrühren. Mit Salz und Pfeffer abschmecken.

4 Olivenöl in einer Pfanne erhitzen und den gehobelten Fenchel ca. 5 Minuten darin dünsten. Artischocken, Fenchel und Cocktailtomaten in einer Schüssel mit dem Salatdressing mischen.

5 Den Salat auf einem Teller anrichten, die Walnusshälften darauf verteilen und mit den restlichen Basilikumblättern garnieren.

TIPP Wer es etwas schärfer mag, kann als Salatmarinade eine scharfe Papayasauce zubereiten. Für 1 Person ½ Papaya schälen und die Kerne entfernen. Das Fruchtfleisch mit 1 EL Apfelessig, 1 EL Olivenöl, ½ TL Chilipulver und etwas Gemüsebrühe pürieren. Zum Salat geben und diesen einige Minuten ziehen lassen.

WARMER BROKKOLISALAT
MIT ZIEGENFRISCHKÄSE

1 Brokkoli putzen, in kleine Röschen teilen und waschen. Einen Topf mit Wasser zum Kochen bringen, etwas Salz zugeben und die Brokkoliröschen ca. 5-8 Minuten garen. Herausnehmen und abtropfen lassen.

2 Walnusshälften grob hacken. Aus Gemüsebrühe, Olivenöl, Essig, Senf, Salz und Pfeffer eine sämige Marinade rühren.

3 Basilikum waschen, trockentupfen und in feine Streifen schneiden. Brokkoli und Maiskörner in eine Salatschüssel geben und mit der Salatmarinade mischen.

4 Den Salat ca. 10 Minuten durchziehen lassen. Auf einem Teller mit dem Ziegenfrischkäse anrichten und mit den gehackten Walnüssen, Pinienkernen und den Basilikumstreifen bestreuen.

TIPP Zu dem Salat passt ganz ausgezeichnet ein Knoblauchbrot. Hierfür Vollkornbaguette in kleine Scheiben schneiden und im Backofen oder mit dem Toaster kurz rösten. Eine Knoblauchzehe abziehen, pressen und mit 1 EL Olivenöl vermischen. Die Brotscheiben damit bestreichen, mit Salz und Pfeffer bestreuen.

Für 1 Person

150 g Brokkoli ⭐

Salz

4 Walnusshälften ⭐

100 ml Gemüsebrühe

1 EL Olivenöl

1 EL Bio-Apfelessig ⭐

1 TL scharfer Senf

Pfeffer

10 Blättchen Basilikum

50 g Maiskörner
(aus der Dose)

75 g Ziegenfrischkäse

1 EL Pinienkerne

**Zubereitungszeit:
ca. 30 Min.**

RATATOUILLE-SALAT
MIT WALNUSSKERNEN (FOTO)

Für 1 Person

½ kleine Aubergine

50 g Zucchini

½ rote Paprikaschote

1 Schalotte

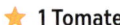 1 Tomate

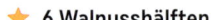 1 Artischockenherz
(aus dem Glas)

4 Basilikumblättchen

1 EL Olivenöl

Salz und Pfeffer

½ TL Kräuter der Provence,
getrocknet

1 EL Balsamicoessig

⭐ 6 Walnusshälften

**Zubereitungszeit:
ca. 25 Min.**

1 Aubergine waschen, putzen und in 1 cm große Würfel schneiden. Zucchini waschen, putzen, längs halbieren und in Scheiben schneiden.

2 Paprika waschen, Kerne und weiße Trennwände entfernen und die Schote in Spalten schneiden. Schalotte abziehen und in Ringe schneiden.

3 Tomate waschen und würfeln. Artischockenherz abtropfen lassen und in mundgerechte Stücke schneiden.

4 Olivenöl in einer etwas höheren Pfanne erhitzen. Zuerst die Auberginenwürfel unter Rühren darin anbraten, ca. 2-3 Minuten, und mit Salz und Pfeffer würzen.

5 Zucchini, Schalottenringe und Paprika dazugeben und weitere 3 Minuten garen. Kräuter der Provence unterrühren.

6 Die Gemüsemischung etwas abkühlen lassen. Tomaten mit dem Balsamicoessig pürieren und zusammen mit den Artischocken unter das Gemüse mischen.

7 Den Ratatouille-Salat auf einen Telelr geben, die Basilikumblätter darüber streuen und nach Belieben mit den Walnusshälften garnieren.

TIPP Besonders dekorativ sieht der Ratatouille-Salat aus, wenn er auf in Streifen geschnittenen Radicchioblättern serviert wird.

BUNTER HIRSESALAT

1 Hirse in ein Haarsieb geben und unter fließend kaltem Wasser abspülen. Hirse mit der Gemüsebrühe in einen Topf geben, zum Kochen bringen und ca. 12 Minuten bei mittlerer Hitze köcheln lassen. Überschüssiges Wasser danach abgießen.

2 Karotte waschen, putzen und in Würfel schneiden. Die vorgekochte Rote Bete in Würfel schneiden. Paprika waschen, Kerne und weiße Trennwände entfernen und das Fruchtfleisch ebenfalls würfeln.

3 Rukola waschen, trockenschütteln, auf einem Teller anrichten und leicht salzen. Petersilie waschen, trockenschütteln und fein hacken.

4 Aus Olivenöl, Essig, Senf, Salz und Pfeffer eine Marinade zubereiten. Hirse zusammen mit Karotten, Paprika und Roter Bete in einer Salatschüssel mischen.

5 Die Marinade hinzufügen, gut vermischen und den Salat ca. 10 Minuten durchziehen lassen.

6 Zum Schluss den Salat mit Salz und Pfeffer abschmecken, auf den Rukola geben und mit Petersilie bestreuen.

Für 1 Person

50 g Hirse

100 ml Gemüsebrühe

1 Karotte

1 Rote Bete, gekocht ⭐

1 gelbe Paprikaschote

50 g Rukola ⭐

Salz

½ Bund Petersilie ⭐

2 EL Olivenöl

1 EL Bio-Apfelessig ⭐

1 TL scharfer Senf

Pfeffer

Zubereitungszeit: ca. 40 Min.

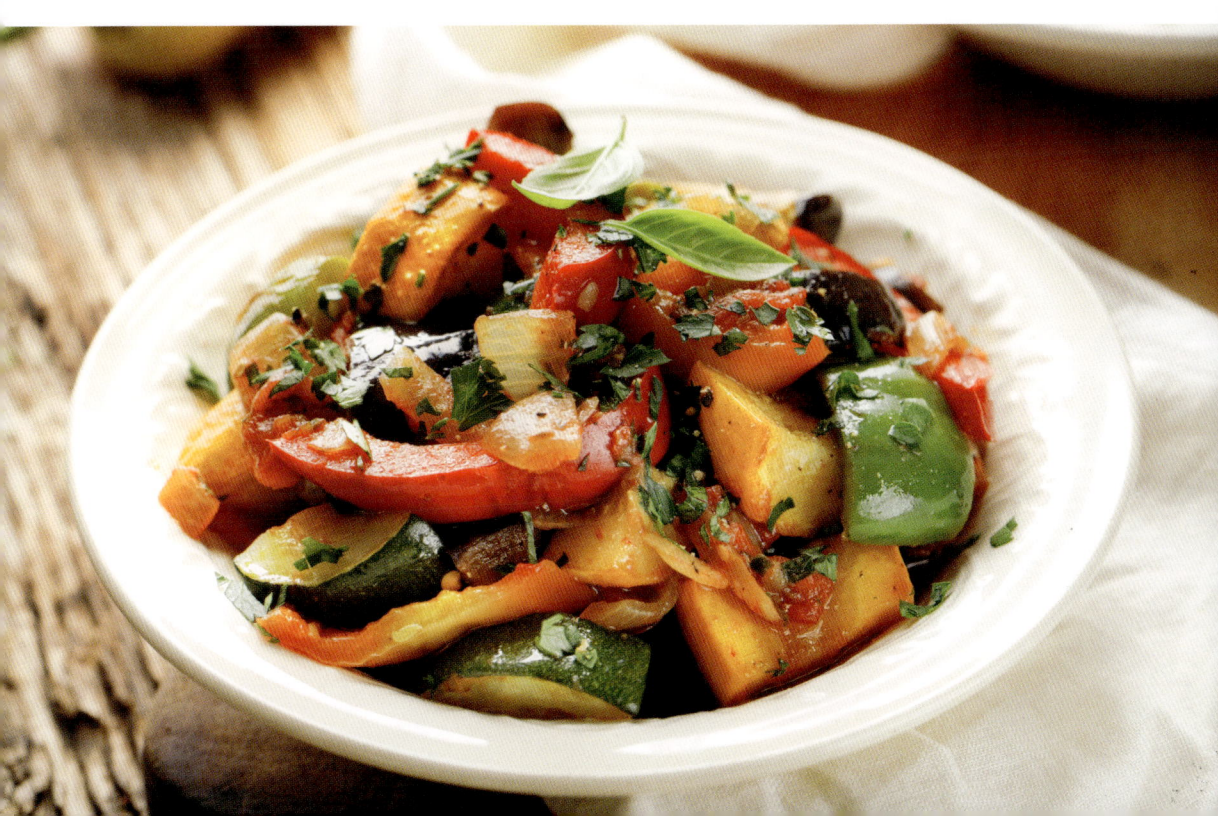

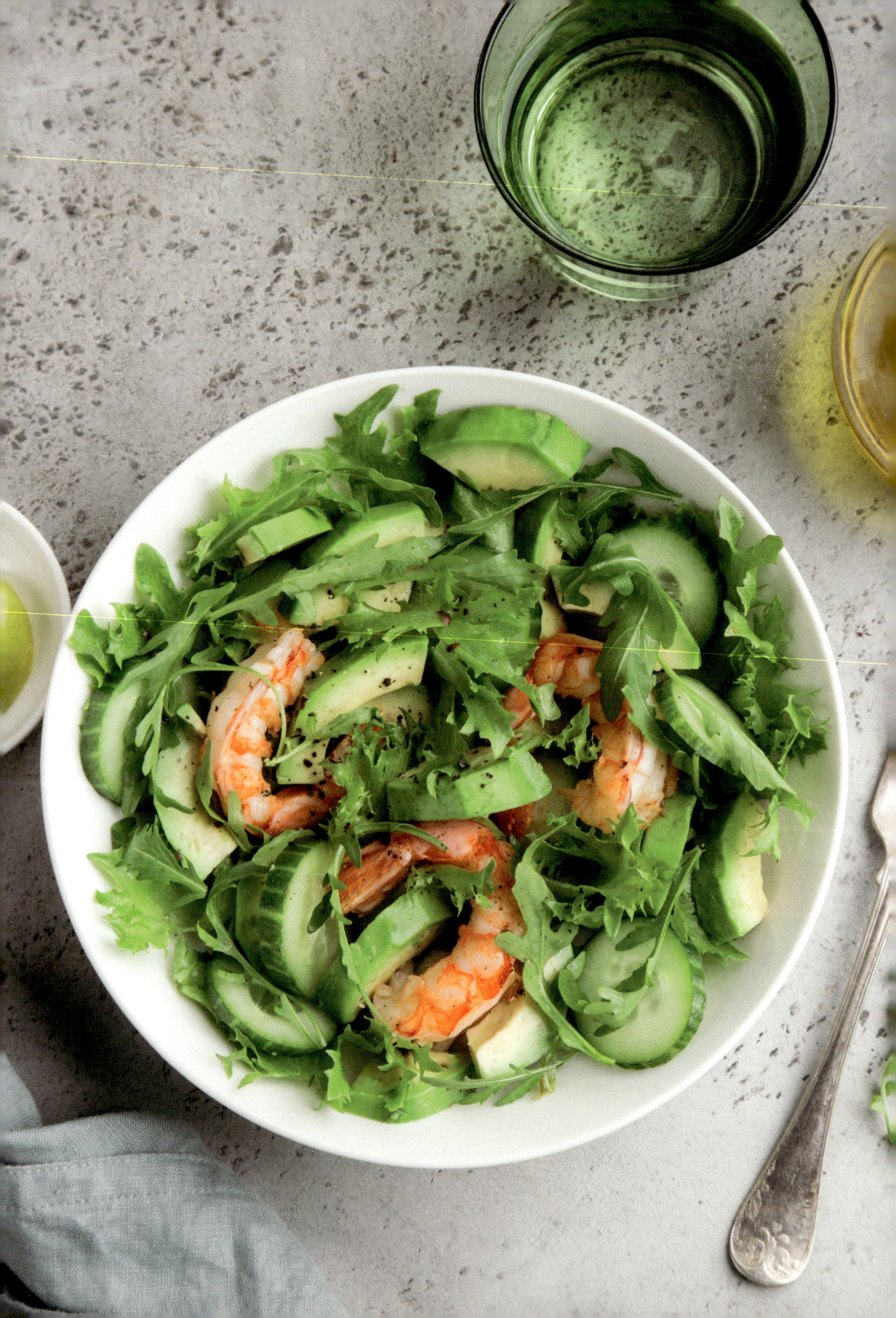

LÖWENZAHN-RUKOLA-SALAT
MIT GEBRATENEN GARNELEN

1 Löwenzahn und Rukola putzen, waschen und trockenschütteln. Gurke waschen und in Scheiben schneiden. Das Fruchtfleisch aus der Avocadoschale lösen und in Scheiben schneiden. Estragon waschen, die Blätter abzupfen und fein hacken.

2 Die Garnelen in ein Haarsieb geben und unter fließendem kaltem Wasser abspülen, abtropfen lassen, evtl. mit einem Küchentuch trockentupfen.

3 In einer Pfanne 1 EL Olivenöl erhitzen und die Garnelen darin ca. 5 Minuten scharf anbraten, mit Salz und Pfeffer würzen.

4 Mit der Gemüsebrühe und 1 EL Apfelessig aufgießen und erneut mit Salz und Pfeffer abschmecken.

5 Löwenzahn und Rukola mischen und zusammen mit den Avocadoscheiben auf einem Teller anrichten. Mit dem restlichen Olivenöl und dem Apfelessig beträufeln.

6 Anschließend die Garnelen-Gurken-Mischung auf den Salatblättern verteilen und mit dem gehackten Estragon bestreuen.

TIPP Für eine Extraportion Leberschutz können Sie noch zwei in feine Scheiben geschnittene Champignons ⭐ zum Salat geben. Braten Sie sie zusammen mit den Garnelen an. Denn Pilze sind ebenfalls sehr lebergesund. Untersuchungen haben gezeigt, dass die Leber bei hohem Pilzkonsum deutlich weniger Fett speichert. Auch bei der Entgiftung unterstützt der Inhaltsstoff der Pilze Chitin, denn es kann Giftstoffe aus der Gallenflüssigkeit binden, sodass sie leichter ausgeschieden werden können.

Für 1 Person

25 g junge Löwenzahnblätter ⭐

25 g Rukola ⭐

50 g Salatgurke

½ Avocado ⭐

1 Zweig Estragon

6 Garnelen ⭐

2 EL Olivenöl

Salz und Pfeffer

50 ml Gemüsebrühe

2 EL Bio-Apfelessig ⭐

Zubereitungszeit: ca. 15 Min.

SPINAT-BOHNEN-SALAT MIT AVOCADO (FOTO)

Für 1 Person

- ⭐ 30 g Blattspinat
- ⭐ 20 g Petersilie, gehackt
- ⭐ 50 g Kidneybohnen (aus der Dose)
- ⭐ ½ Avocado
- 1 EL Kürbiskerne
- 1 EL Olivenöl
- ⭐ 2 EL Apfelessig
- Salz und Pfeffer
- ⭐ 4 Walnusshälften

Zubereitungszeit: ca. 20 Min.

1 Spinat verlesen, waschen und abtropfen lassen. In feinere Streifen schneiden. Petersilie grob hacken. Kidneybohnen in ein feines Haarsieb geben und mit kaltem Wasser abspülen. Gut abtropfen lassen.

2 Das Fruchtfleisch der Avocado aus der Schale lösen und in Würfel schneiden. Kürbiskerne in einer heißen Pfanne ohne Fett kurz anrösten, herausnehmen, fein hacken und beiseitestellen.

3 Olivenöl, Apfelessig, Salz und Pfeffer gut miteinander verrühren. Die Marinade mit Kidneybohnen, gehackten Kürbiskernen und Avocadowürfeln mischen und ca. 10 Minuten durchziehen lassen.

4 Blattspinat und Petersilie unter den Salat heben. Die Walnüsse grob zerteilen und darüberstreuen.

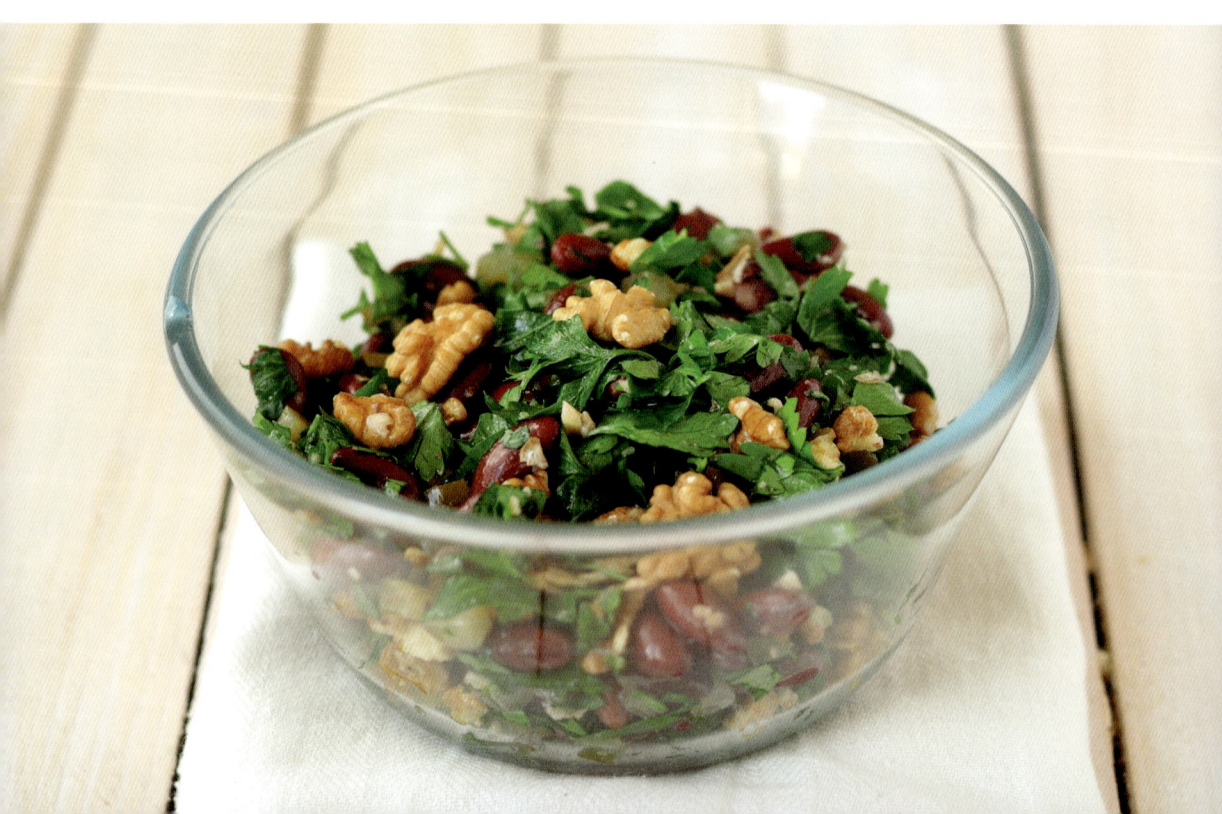

RADICCHIO-CHICORÉE-SALAT

1 Radicchio- und Chicoréeblätter waschen, trockenschleudern und in grobe Stücke teilen. Apfel waschen, vierteln, Kernhaus entfernen und die eine Hälfte würfeln, die andere in Spalten schneiden.

2 Champignons säubern und in feine Scheiben schneiden. Schnittlauch waschen, trockenschütteln und in feine Ringe schneiden.

3 Parmesankäse hobeln. Aus Walnussöl, Balsamicoessig, Gemüsebrühe, Salz und Pfeffer eine sämige Marinade mischen.

4 Radicchio, Chicorée, Champignons und Apfelwürfel in eine Salatschüssel geben und gut miteinander vermischen.

5 Anschließend die Salatmarinade darunter rühren. Den Salat auf einem Teller anrichten und mit den Apfelspalten und dem Schnittlauch garnieren.

Für 1 Person

½ kleiner Kopf Radicchio ⭐
(6-8 Blätter)

1 kleiner Chicorée ⭐

1 Apfel ⭐

2 Champignons ⭐

½ Bund Schnittlauch

20 g Parmesankäse

1 EL Walnussöl

2 EL Balsamicoessig

50 ml Gemüsebrühe

Salz und Pfeffer

**Zubereitungszeit:
ca. 15 Min.**

PFIFFERLINGE MIT BOHNEN

1 Pfifferlinge putzen, größere Pilze halbieren. Bohnen unter kaltem Wasser abspülen, abtropfen lassen.

2 Thymian waschen, Spitzen abzupfen, beiseitestellen. In einer Pfanne Öl erhitzen und darin ca. 3 Minuten die Pilze anbraten. Bohnen und Kurkuma dazugeben und unter Rühren weitere 3 Minuten braten.

3 Mit Brühe aufgießen, aufkochen und 5 Minuten köcheln lassen. Mit Essig, Salz und Pfeffer abschmecken. Kurz vor dem Servieren mit Thymian bestreuen.

Für 1 Person

125 g Pfifferlinge ⭐

125 g weiße Bohnen ⭐
(aus der Dose)

1 Thymianzweig

1 EL Olivenöl

½ TL Kurkuma ⭐

100 ml Gemüsebrühe

1 EL Apfelessig ⭐

Salz und Pfeffer

**Zubereitungszeit:
ca. 20 Min.**

SCHOKO-VANILLE-CRÈME MIT SÜSSKARTOFFEL

Für 1 Person

⭐ 1 große Süßkartoffel

½ Vanillestange

⭐ 1 EL Kokosöl

1 Prise Salz

⭐ 1 EL Erdmandelcrème
(erhältlich im Bioladen)

1 EL Kakaopulver

⭐ 1 TL Espresso- oder
Kaffepulver (Instant)

1 EL Sesamsamen

**Arbeitszeit ohne
Kühlzeit: ca. 30 Min.**

1 Süßkartoffel waschen, schälen und in Würfel schneiden. Süßkartoffel mit so viel Wasser in einen Topf geben, bis die Würfel bedeckt sind. Alles zum Kochen bringen und bei mittlerer Hitze ca. 15 Minuten köcheln lassen.

2 Nach Ende der Garzeit das Wasser abgießen. Die Süßkartoffel in einen Mixer geben und gründlich pürieren.

3 Das Mark aus der Vanillestange herauslösen und zusammen mit Kokosöl, Salz, Erdmandelcrème, Kaffee- und Kakaopulver zu der pürierten Süßkartoffel geben. Das Ganze noch einmal kräftig durchmischen.

4 Die Schokocrème in ein Dessertglas füllen und für ca. 30 Minuten kühl stellen.

5 Den Sesam in einer heißen Pfanne ohne Öl kurz anrösten und zum Schluss über die Crème streuen.

TIPP In Kokosöl ⭐ sind überwiegend kurz- und mittelkettige Fettsäuren zu finden. Sie werden auch MCT-Fette genannt und vom Körper schneller und leichter verdaut. Da der Körper bei der Verwertung von Kokosöl wesentlich weniger zu tun hat als bei anderen Fetten und Ölen, wird die Leber entlastet. Außerdem enthält das Kokosöl Laurinsäure, die den Körper vor Viren und Bakterien schützen kann, indem sie deren fetthaltige Hülle zerstört und sie damit unschädlich macht. Laurinsäure unterstützt und stärkt so das Immunsystem und die körpereigene Abwehr.

VANILLEQUARK
MIT PAPAYAMUS (FOTO)

1 Apfel waschen, entkernen und reiben. Die Papaya schälen, halbieren und die Kerne entfernen. Das Fruchtfleisch in Würfel schneiden. Papayawürfel mit Apfel, Zimt, Kurkuma und ca. 2 EL Wasser etwa 3 Minuten dünsten.

2 In einer heißen Pfanne ohne Fett die gehackten Walnüsse kurz anrösten und beiseitestellen.

3 Den Quark mit Mineralwasser cremig rühren. Die Vanilleschote der Länge nach aufschlitzen, das Vanillemark herauskratzen und zum Quark geben. Walnüsse dazugeben und kräftig verrühren.

4 Den Quark in ein Glasschälchen füllen und das Papayamus darübergeben. Das Dessert mit den Minzeblättchen bestreuen.

Für 1 Person

1/2 Apfel ⭐

120 g Papaya

½ TL Zimt, 1/2 TL Kurkuma ⭐

4 Walnusshälften, gehackt ⭐

80 g Speisequark

etwas Mineralwasser

1 Vanilleschote

ein paar Minzeblättchen

**Zubereitungszeit:
ca. 10 Min.**

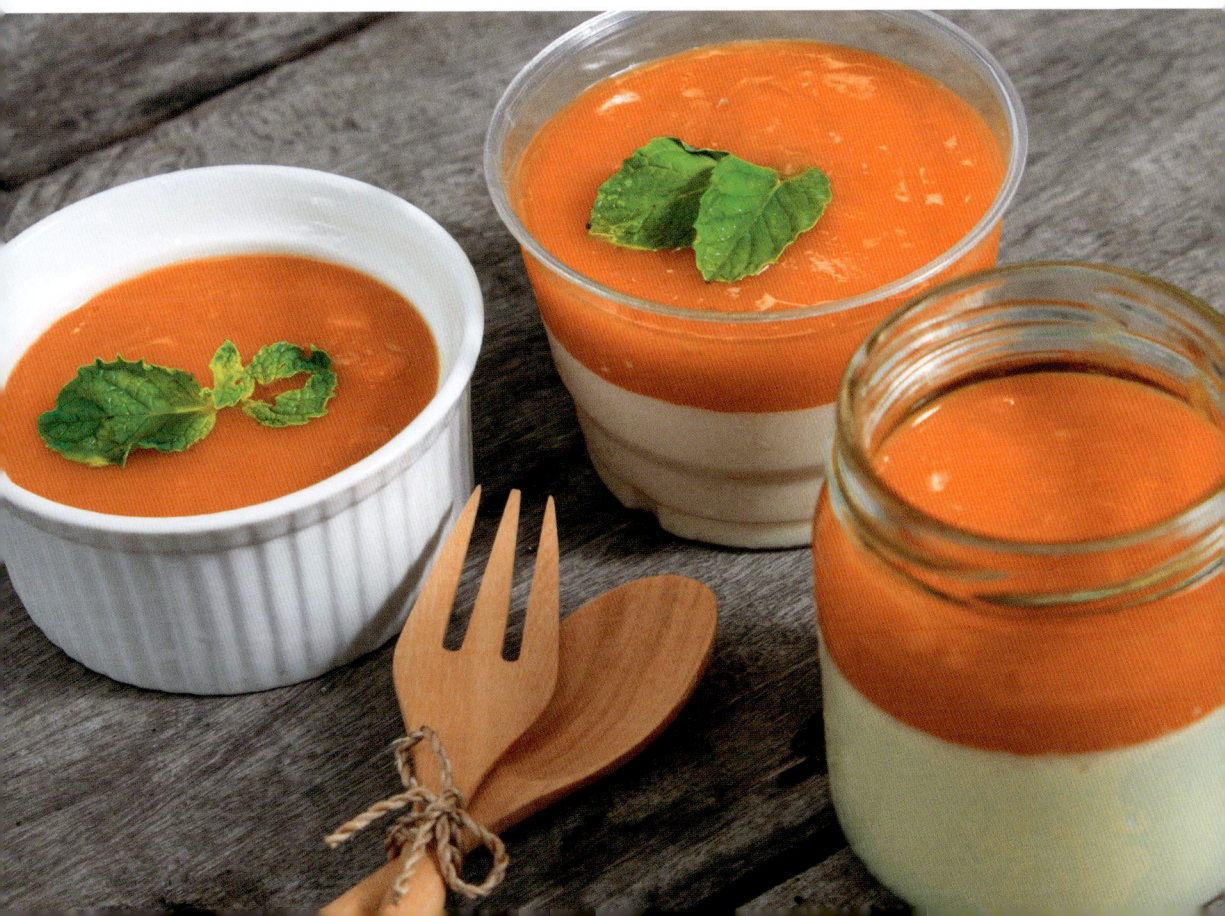

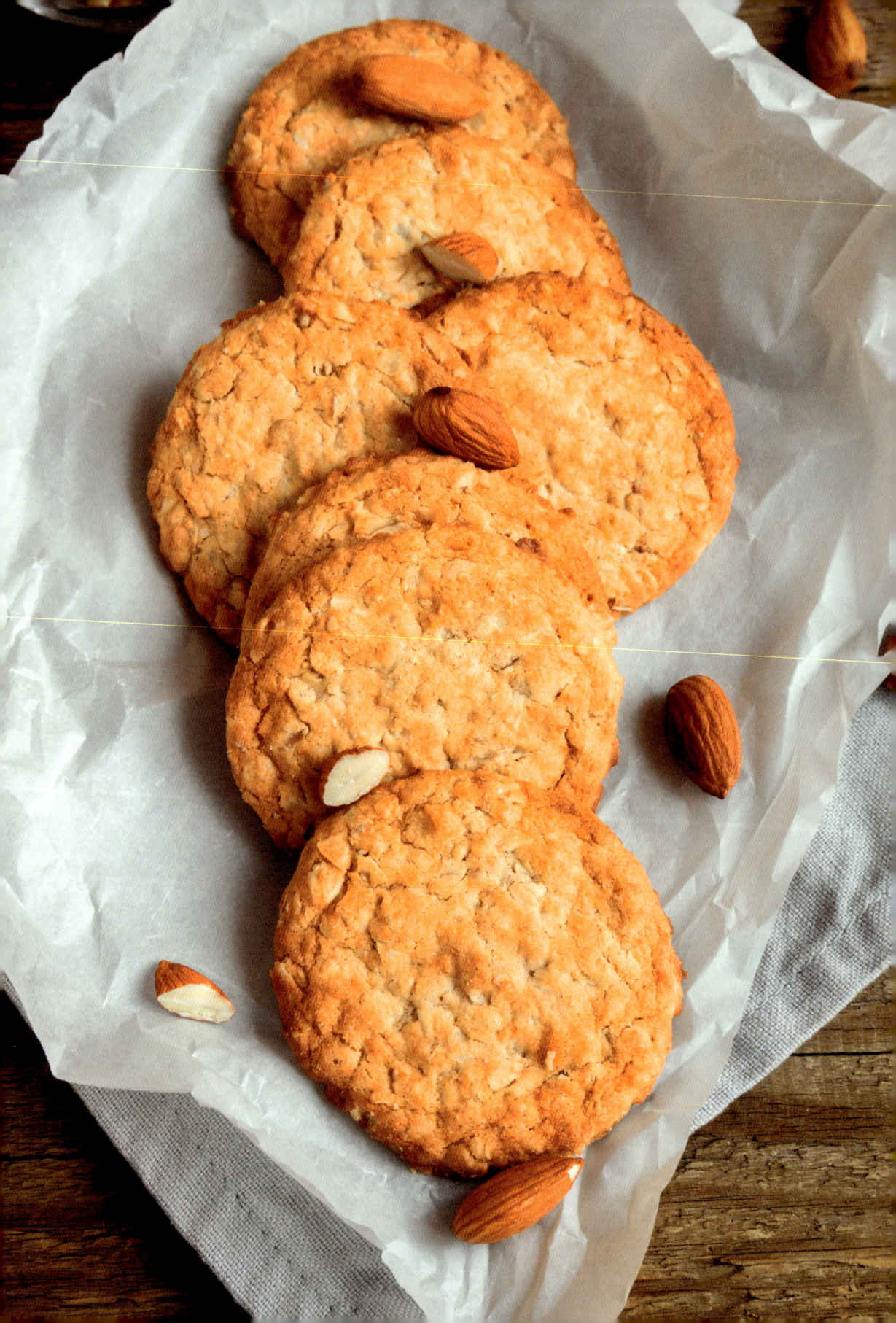

ERDMANDEL-SESAM-PLÄTZCHEN

1 Sesamsamen in einer heißen Pfanne ohne Fett kurz anrösten und etwas auskühlen lassen. Walnusshälften fein hacken.

2 Butter, Erdmandeln, Mandeln, Kurkuma, Kokosflocken, Ei und gerösteten Sesam in eine Schüssel geben und alles zu einem Teig verkneten.

3 Anschließend den Teig in zwei Hälften teilen. Jede Hälfte zu einer länglichen Rolle formen. Die Rollen in eine Frischhaltefolie einwickeln und mindestens 1 Stunde in das Gefrierfach legen.

4 Den Backofen auf 170 °C Ober-/Unterhitze vorheizen. Ein Backblech mit Backpapier auslegen.

5 Die Teigrollen in 1 cm dicke Scheiben schneiden. Die Plätzchen auf das Backblech legen und im vorgeheizten Backofen (150 °C bei Umluft) ca. 15 Minuten goldbraun backen.

6 Die Plätzchen vollständig auskühlen lassen und in einer luftdichten Dose aufbewahren. Die Plätzchen sind ca. zwei Wochen haltbar.

TIPP Erdmandeln ⭐ sind auch bekannt unter dem Namen »Chufas«. Sie sind nicht verwandt mit Mandeln oder Erdnüssen. Die natursüßen Erdmandeln sind ein schneller Energiespender. Darüber hinaus zeichnen sie sich durch einen sehr hohen Ballaststoffanteil aus, sie machen lange satt. Gleichzeitig beschleunigen die Inhaltsstoffe der Erdmandel die Darmpassage der Nahrung und sorgen für eine regelmäßige Verdauung.

Für 4 Personen

2 EL Sesamsamen

6 Walnusshälften ⭐

100 g Butter

200 g gemahlene Erdmandeln ⭐

25 g gemahlene Mandeln

½ TL Kurkuma ⭐

50 g Kokosflocken

1 Ei

evtl. Frischhaltefolie

**Zubereitungszeit: ca. 15 Min.
plus Kühlzeit: 60 Min.
plus Backzeit: ca. 15 Min.**

KOKOS-SCHOKO-PUDDING (FOTO)

Für 1 Person

150 g Seidentofu

1 Dattel ohne Stein

⭐ ½ Banane, ½ Vanilleschote

1 EL Kokosraspel

100 ml Kokosmilch

1 TL Zimt, 2 EL Kakaopulver

⭐ 1 TL Espressopulver (Instant)

⭐ ½ TL Kurkuma

**Zubereitungszeit:
ca. 15 Min.**

1 Seidentofu grob zerteilen. Die Dattel kleins schneiden. Banane schälen und in Scheiben schneiden. Die halbe Vanilleschote längs halbieren und das Vanillemark auskratzen.

2 In einer heißen Pfanne ohne Fett die Kokosraspel leicht bräunen, herausnehmen und beiseitestellen.

3 Seidentofu, Dattel, Banane und Kokosmilch in einem Mixer pürieren. Anschließend Vanillemark, Zimt und Kakao- und Espressopulver sowie Kurkuma dazugeben und das Ganze erneut aufmixen.

4 Den Schoko-Pudding in ein Glasschälchen füllen und mit den Kokosraspeln bestreuen.

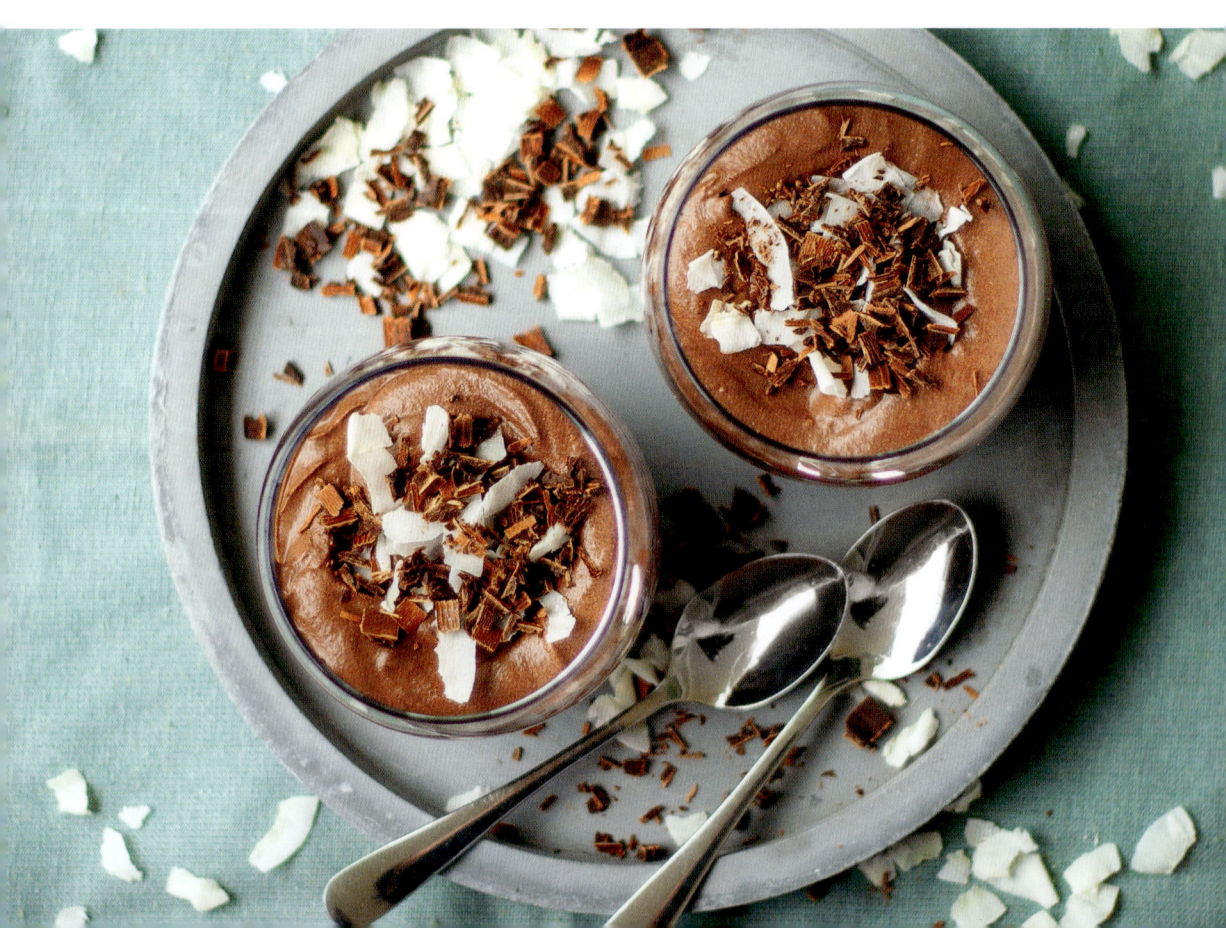

QUARKPUFFER MIT GEDÜNSTETEM APFEL

1 Quark mit Haferflocken, Ei, Ahornsirup, ½ TL Zimt und Salz in eine Rührschüssel geben und kräftig verrühren. Den Teig ca. 30 Minuten durchziehen lassen.

2 Apfel waschen, vierteln, Kernhaus entfernen und das Fruchtfleisch in Würfel schneiden. Apfelwürfel in einen Topf mit 2-3 EL heißem Wasser geben und ca. 5-8 Min. dünsten. Den restlichen Zimt dazugeben, vermischen und den Apfel beiseitestellen.

3 In einer Pfanne das Kokosöl erhitzen. Mit einem Esslöffel etwas Teig portionsweise abstechen (der Teig reicht für 2-3 Puffer) und in das heiße Fett geben. Den Teig mit einem Esslöffel etwas platt drücken und den Puffer von beiden Seiten goldbraun braten (je Seite ca. 1-2 Minuten).

4 Die Puffer herausnehmen und das überschüssige Fett auf einem Küchenpapier abtupfen. Die Quarkpuffer zusammen mit dem gedünsteten Apfel auf einem Teller anrichten. Mit den Minzeblättchen garnieren.

TIPP Es gibt verschiedene Lebensmittel mit entgiftender Wirkung für die Leber. Eines dieser Lebensmittel ist der Apfel ⭐! Um die Leber zu schützen und deren Funktion zu fördern, sollte man pro Tag einen Apfel essen. Warum? Der Apfel liefert reichlich von dem löslichen Ballaststoff Pektin, der Giftstoffe aus dem Verdauungstrakt bindet und damit verhindern kann, dass sie in die Blutbahn aufgenommen werden und die Leber belasten. Die Säure des Apfels soll auch in der Lage sein, andere Giftstoffe direkt aus dem Blut zu entfernen.

Für 1 Person

125 g Magerquark

40 g Haferflocken ⭐

1 Ei

1 TL Ahornsirup

1 TL Zimt

1 Prise Salz

1 Apfel ⭐

1 EL Kokosöl ⭐

2-4 Minzeblättchen

Zubereitungszeit: ca. 45 Min. plus 30 Min. Ruhezeit

SACHREGISTER

REZEPTREGISTER

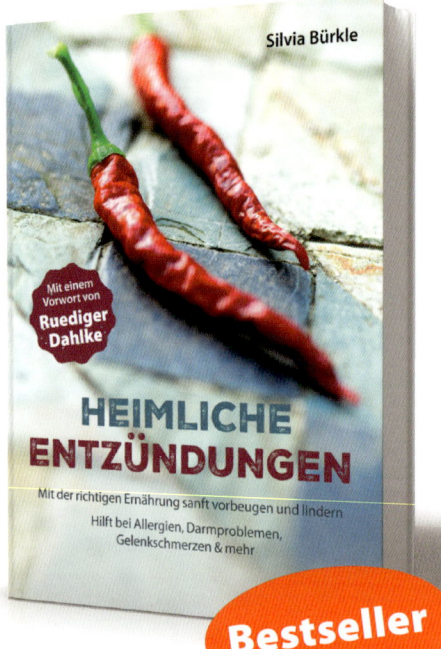
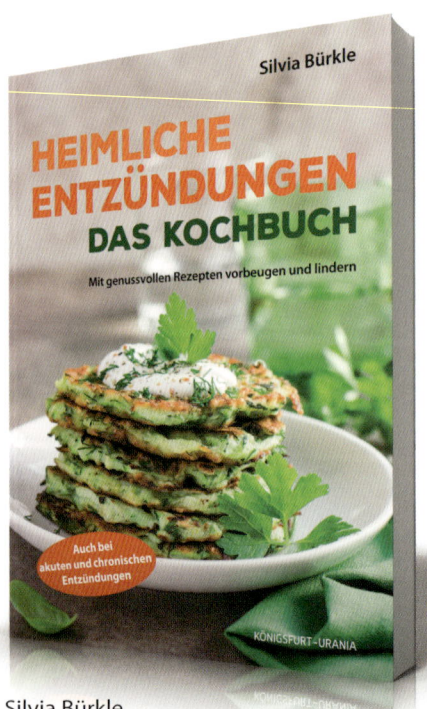

SANFTE HILFE
FÜR DIE GELENKE

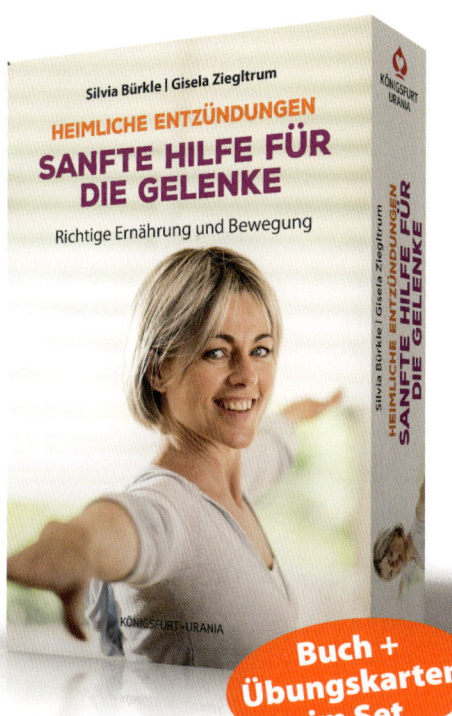

- Gesunde Ernährung gegen Arthrose, Rheuma & Co.
- Neue Rezepte mit hohem Entzündungsschutz
- Wirksame Übungen – für jeden machbar, jeden Tag – auch bei akuten Beschwerden

Mit einer entzündungshemmenden Ernährung können wir Gelenkschmerzen z. B. bei Rheuma, Arthrose oder Gicht effektiv lindern.

Die Übungen sind für jeden geeignet, der Entzündungsprozesse beruhigen, seine Gelenke schonen, die Beweglichkeit wiederherstellen und damit die Lebensqualität entscheidend steigern möchte.

Buch +
Übungskarten
im Set

Silvia Bürkle
Gisela Ziegltrum

Sanfte Hilfe für die Gelenke
Richtige Ernährung und Bewegung

ISBN 978-3-86826-179-0

Inhalt
128-seitiges farbiges Buch mit Rezepten
34 farbige Übungskarten

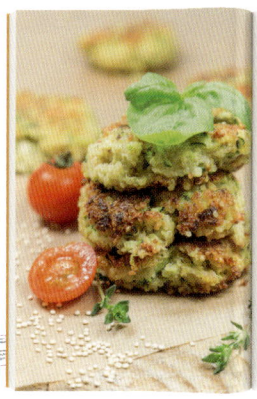

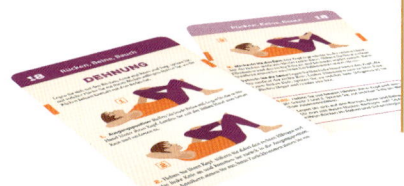